W0174862

APOTHEKEN Umschau

Heilpflanzen

Wie sie wirken und uns helfen, gesund zu bleiben

Inhalt

Vorwort 4

Heilkräuter damals und heute 6

Was die Wissenschaft sagt · Medizin und komplementäre Verfahren – geht das? · Auf Qualität achten

Praktische Anwendungen mit Heilpflanzen 8

Die 36 wichtigsten Heilpflanzen von A bis Z

Aloe vera 10

Arnika 16

Baldrian 22

Beinwell 28

Brennnessel 34

Cayennepfeffer 40

Efeu 46

Eibisch 50

Enzian 54

Eukalyptus 60

Fenchel 66

Flohsamen 72

Ginkgo 78

Ginseng 84

Goldrute 90

Hopfen 96

Ingwer 100
Isländisch Moos 106
Johanniskraut 110
Kamille 116
Kümmel 122
Kurkuma 128
Lavendel 134
Linde 140
Löwenzahn 144
Melisse 150
Mönchspfeffer 156
Passionsblume 162
Pfefferminze 166
Rosskastanie 172
Salbei 176
Schlüsselblume 182
Teufelskralle 186
Thymian 192
Traubensilberkerze 198
Zaubernuss 204

Register 210
Bildnachweis & Haftungsausschluss 213
Impressum 214

Vorwort

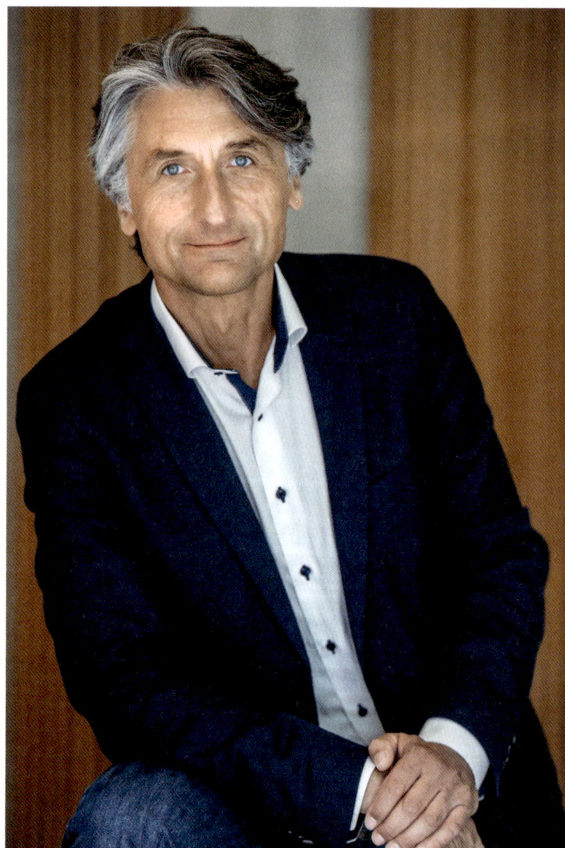

Liebe Leserin, lieber Leser,

Pflanzen sind faszinierende Überlebenskünstler. Sie gedeihen in kargen Wüsten und im tropischen Urwald, sie trotzen klirrender Kälte und behaupten sich gegen unzählige Fressfeinde. Viele der biochemischen Schutzstrategien, die Pflanzen in Jahrmillionen entwickelt haben, machen sie heute so wertvoll für unsere Gesundheit. Denn die Abwehrkraft beruht oft auf komplexen Stoffgemischen, die zum Beispiel gegen Bakterien wirken, die Verdauung in Schwung bringen oder Entzündungen bekämpfen.

Diese heilsamen Effekte haben sich über Generationen herauskristallisiert und bilden heute einen riesigen Erfahrungsschatz, auf den die moderne Pflanzenmedizin zurückgreift. So ist es auch zu erklären, dass pflanzliche Mittel als besonders natürlich empfunden werden. In einigen Fällen ist es zudem gelungen, die Heilkraft auch mit wissenschaftlichen Methoden zu belegen. Und moderne Herstellungsverfahren garantieren, dass Sie in der Apotheke ausschließlich Präparate mit einem standardisierten Gehalt an Wirkstoffen bekommen.

Apothekerin Dr. Martina Melzer und Apotheker Dr. Martin Allwang, der Leiter der pharmazeutisch-wissenschaftlichen Fachredaktion des Wort und Bild Verlags, stellen in diesem Buch 36 der wichtigsten Heilpflanzen vor. In Kurzporträts erfahren Sie, wofür die aus den Gewächsen gewonnenen Extrakte, Tees oder Salben eingesetzt werden, worauf ihre Wirkung beruht und was Sie beachten müssen, um unliebsame Nebenwirkungen zu vermeiden. Denn so sanft die zunehmend beliebten „Phytotherapeutika“ auch erscheinen mögen: Wie bei jedem Medikament kommt es auf die sachgemäße Anwendung an. Wenn Sie dazu weitere Fragen haben, wenden Sie sich gerne an Ihre Apotheke vor Ort.

Ihr

Hans Haltmeier

Dr. Hans Haltmeier
Chefredakteur Apotheken Umschau

Heilkräuter – damals und heute

Schon seit jeher verwenden die Menschen Heilkräuter. Das uralte Wissen wurde von Generation zu Generation weitergegeben – und es versetzt uns gleichsam in ehrfürchtiges Staunen, dass schon unsere Ahnen Heilkräuter wie Efeu und Eibischwurzel verehrt und für gesundheitliche Zwecke eingesetzt haben.

Die Schriften der Antike, wie die Diätetik des Hippokrates, und auch die der Heilkundigen des Mittelalters, allen voran die „Physica" der berühmten Hildegard von Bingen, geben Zeugnis darüber ab. Auch in anderen Kulturen wie in der Traditionellen Chinesischen Medizin und im Ayurveda spielt die Naturheilkunde eine immense Rolle.

Was die Wissenschaft sagt

Mit Einzug der naturwissenschaftlichen Forschung und der wissenschaftlich fundierten Medizin gerieten Heilkräuter ins Hintertreffen, bis die Phytotherapie – die Pflanzenheilkunde – in den letzten Jahrzehnten zu neuem Leben erweckt wurde. Denn so stark die Errungenschaften der modernen Medizin sind, so sehr sie uns zu der Gesundheit und dem Wohlstand verholfen haben, den wir in der westlichen Welt genießen dürfen – es muss nicht immer Chemie sein. Bei kleineren Beschwerden können Heilkräuter viel Gutes bewirken und auch als Unterstützung zu Standardtherapien hervorragende Dienste leisten.

Inzwischen weisen auch Studien darauf hin, wie gut pflanzliche Arzneimittel wirken können. In den medizinischen Leitlinien, in denen wissenschaftlich erprobte Therapien Eingang finden, sind Naturheilkunde, Phytotherapie und alternative Heilverfahren inzwischen fester Bestandteil. Hier wird beispielsweise Johanniskraut bei der Behandlung von Depressionen, Pfefferminz- und Kümmelöl beim Reizdarmsyndrom und Flohsamen bei Colitis ulcerosa, einer entzündlichen Darmerkrankung, sowie eine Kombination aus Thymian und Efeu bei Husten erwähnt.

Medizin und komplementäre Verfahren – geht das?

Da die naturheilkundlichen Verfahren immer besser erforscht sind, gelingt allmählich der Brückenschlag zwischen der wissenschaftlich fundierten Medizin und alternativen Heilmethoden.
Dies findet auch Widerhall im Absatz der naturheilkundlichen Mittel: Über 70 Prozent der Deutschen greifen bei der Behandlung von Beschwerden zu Phytotherapie. Daraus ergibt sich, dass beide Methoden Hand in Hand gehen sollten. Viele Allgemeinmediziner und Hausärzte verbinden beide Formen auf ganz natürliche Art und Weise. Wegen der Angst vor Nebenwirkungen probieren viele Menschen zunächst gerne sanftere phytotherapeutische Maßnahmen aus, bevor sie zu stärkeren Mitteln greifen.

Was versteht man unter Phytotherapie?

Phytotherapie beschreibt, wie Krankheiten und Beschwerden mithilfe von Arzneipflanzen geheilt, gelindert oder ihnen vorgebeugt werden kann. Dafür wird die ganze Pflanze oder Blüten, Wurzeln, Blätter bzw. enthaltene Öle verwendet. Die Qualitätssicherung ist durch das Arzneimittelgesetz (AMG) geregelt.

Auf Qualität achten

Im Frühjahr sind es die Blüten, Triebe und Blätter der Heilpflanzen, die die Natur nach dem Winterschlaf zum Grünen bringen. In ihnen steckt die ganze Kraft der Natur, die sich der menschliche Organismus mit den daraus gewonnenen Heilpflanzen zunutze machen kann.
Im Herbst ist die Zeit der Wurzeln gekommen. Dann haben diese besonders viel Kraft, jetzt sammeln sich in ihnen reichlich Inhaltsstoffe. Während der oberirdische Teil einer Pflanze dem Lauf der Jahreszeiten folgt, konzentriert sich das übrige Gewächs auf seinen Ursprung und Haltgeber, sein Speicherorgan – die Wurzeln, die als Arzneien Beschwerden lindern sollen.

Es ist ratsam, medizinisch wirksame Blätter, Blüten, Triebe und Wurzeln in der Apotheke zu besorgen. Denn nur zugelassene bzw. registrierte Arzneimittel garantieren, dass Qualität, Wirksamkeit und Unbedenklichkeit geprüft sind. Weiterer Vorteil: Die verwendeten Pflanzen sind auf Verunreinigungen geprüft. Auf diese Weise ist gesichert, dass keine Pflanzenschutzmittelrückstände, Schwermetalle oder Schimmelpilzgifte die Produkte belasten.

Praktische Anwendungen mit Heilpflanzen

Heilkräuter können in unterschiedlichen Formen wirken, zum Beispiel als Tinktur, Kapsel oder Tee. Hier die häufigsten Verwendungsarten und Anleitungen.

Kapsel: Diese wird meist aus Trockenextrakten aus der Heilpflanze zubereitet. Sie kann aber auch flüssige Pflanzenstoffe beinhalten.

Kompresse: Für die äußere Anwendung ein kalter oder warmer Umschlag. Dafür benötigen Sie Gaze aus der Apotheke und tränken diese entweder mit einer Tinktur oder einem Tee. Etwa 10 bis 20 Minuten auf die betroffene Körperstelle auflegen, außer in der Beschreibung anders angegeben. Mehrmals am Tag wiederholbar.

Sitzbad: Ein Teilbad, das insbesondere für Behandlungen am Unterleib eingesetzt wird. Die Tinktur wird erst mit 1 Liter Wasser vermischt und dann in lauwarmes Wasser in die Badewanne gegeben. Etwa 10 bis 15 Minuten darin baden.

Tablette: Der Extrakt der Heilpflanze wird zu einer Tablette verarbeitet.

Tee: Dafür werden Pflanzenteile wie Blüten oder Wurzeln mit kochendem oder heißem Wasser übergossen. Den Aufguss etwa 10 Minuten zugedeckt ziehen lassen, in ein Sieb abgießen und dann nach Anwendung warm trinken oder als Kompresse oder Bad weiterverwenden.

Tinktur: Das sind alkoholhaltige Heilpflanzenauszüge. Diese werden in Tropfenform verabreicht, eventuell mit Wasser verdünnt. Auch für Kompressen oder Wickel werden sie eingesetzt.

Vollbad: Ein Badezusatz oder ein Teeaufguss in eine Badewanne mit 35 bis 38 °C warmem Wasser geben und etwa 20 Minuten darin baden. Nach dem Bad sollten Sie etwa 30 Minuten ruhen. Es unterstützt bei Erkältungen, Stress, Schlafstörungen und Verspannungen.

Wickel: Üblicherweise besteht ein Wickel aus drei Lagen. Das Innentuch besteht aus Leinen oder Baumwolle - aus der Apotheke. Dieses wird mit der Tinktur, dem Tee getränkt oder einer Substanz wie Quark oder Ingwer bestrichen. Darüber kommt ein Zwischentuch aus Baumwolle zur Befestigung und eine warme Wolldecke oder ein Schal zur Erwärmung, bei einem kalten Wickel reicht ein dünneres Tuch. Wickel sollten nach etwa 20 Minuten erneuert werden.
Warme Wickel besitzen eine entspannende, entkrampfende Wirkung, während kalte Wickel bei akuten Schmerzen eingesetzt werden. Sie wirken abschwellend, fiebersenkend und aktivierend.

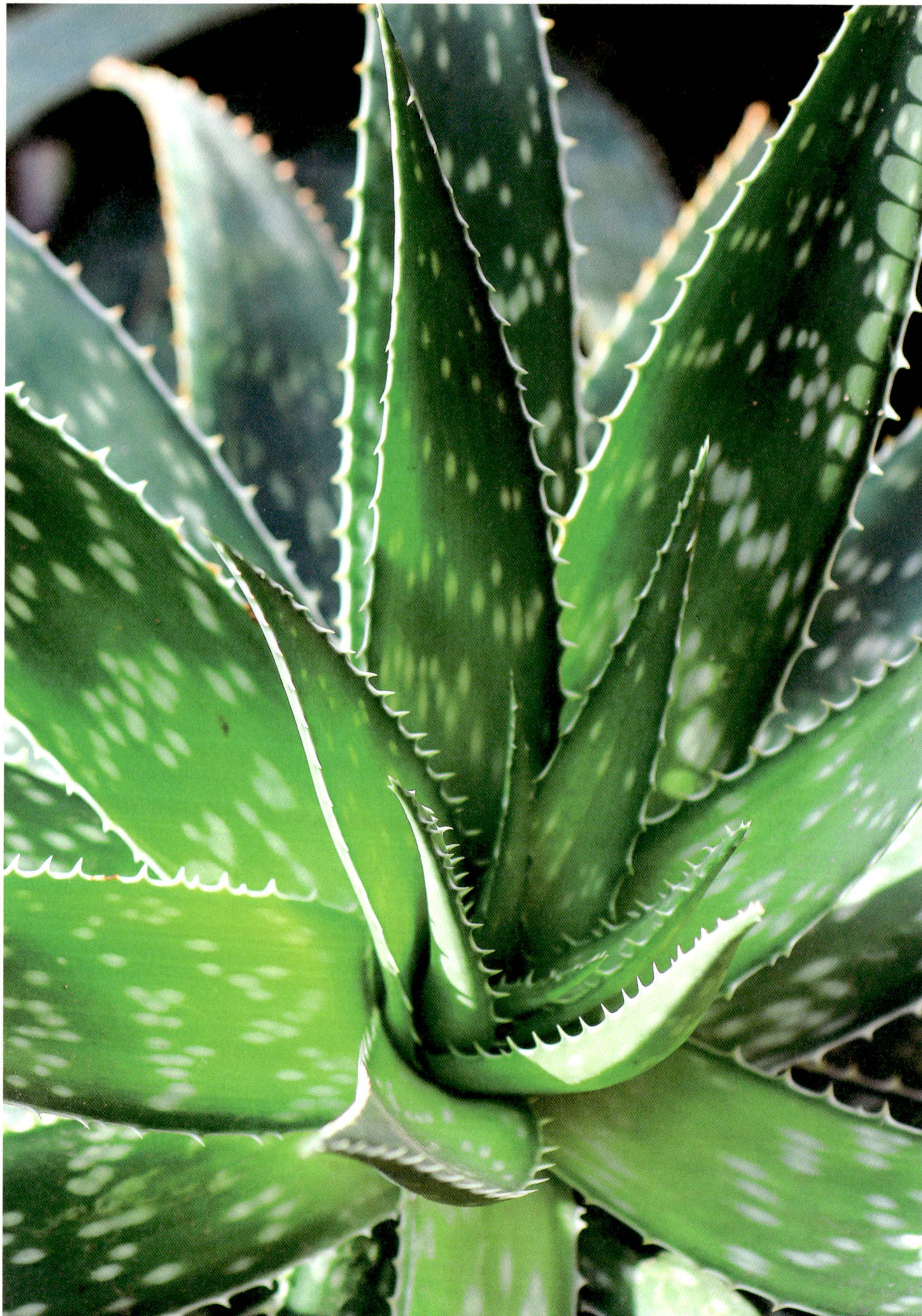

Aloe vera

Barbados-Aloe (Aloe vera)
Kap-Aloe (Aloe capensis)

Hauptindikationen:

- **Hautpflege**
- **Magen, Darm, Verdauung**

Die sagenumwobene Kleopatra soll einst Julius Cäsar, den berühmten römischen Feldherrn und Staatsmann, um den Finger gewickelt haben. Das Schönheitsgeheimnis der ägyptischen Königin: Aloe vera. Den Überlieferungen zufolge pflegte sie damit regelmäßig ihre Haut. Bereits im alten Ägypten baute man Aloe vera als Nutzpflanze an. Gelehrte versprachen sich von der anspruchslosen Wüstenpflanze nicht nur Schönheit, sondern auch Gesundheit – ob bei Magen-Darm-Beschwerden als Saft oder zur Wundbehandlung als Gel. Im Mittelalter gehörte die Aloe zu den Zutaten des Kräuterelixiers „Schwedenbitter".

Verwendung von: Blatt

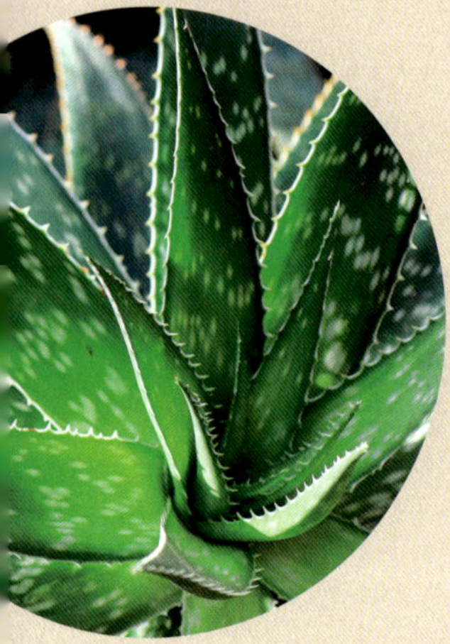

Wie sieht Aloe vera aus?

Die Barbados-Aloe weist dicke, fleischige Blätter auf, die in einer Rosettenform angeordnet sind. Die Blätter werden bis zu 50 Zentimeter lang und sind am Blattrand derb gezähnt. Die gelben bis orange-gelben Blüten bilden dichte Trauben. Der Blütenstand wird bis zu 1 Meter hoch. Bei der Kap-Aloe sind die Blüten orange bis rot.

Alle Aloe-vera-Arten haben ihren Ursprung in Afrika.

Wo kommt die Heilpflanze vor?

Beide Arten stammen aus Afrika. Während die Barbados-Aloe auch in der Karibik und Indien angebaut wird, wächst die Kap-Aloe vorwiegend in Ost- und Südafrika.

Welche Pflanzenteile und Inhaltsstoffe werden verwendet?

Die Pflanze liefert zwei unterschiedliche Bestandteile, die zu Heilzwecken eingesetzt werden können: Zum einen wird der in den Blättern enthaltene Milchsaft verwendet. Er enthält – bezogen auf die Barbados-Aloe (Aloe vera) – Anthranoide. Die Substanz Aloin ist die Hauptkomponente. Außerdem findet sich das sogenannte „Aloe-Harz“ im Saft, mit einem großen Anteil an Glucosylchromonen sowie langkettigen Zuckermolekülen

(Polysaccharide). Die Kap-Aloe enthält weniger Aloin, dafür aber Bitterstoffe. Das Blattinnere der Barbados-Aloe liefert ein Gel, das reich an langkettigen Zuckermolekülen ist.

Was bewirken die Inhaltsstoffe?

Die im Harz enthaltenen Anthranoide sind an Zuckermoleküle gebunden und gelangen so in den Dickdarm. Dort werden sie von bakteriellen Enzymen in ihre aktiven Formen umgewandelt. Diese greifen an Ionenkanälen in der Darmschleimhaut an und hemmen so die Aufnahme von Wasser und Salzen. Aufgrund dessen sammelt sich vermehrt salzhaltiges Wasser im Verdauungstrakt, welches die Darmentleerung beschleunigt.

APOTHEKEN Umschau

Wie ist Aloe vera in der Apotheke erhältlich?

Sie können Aloe vera als Saft (ohne Aloin) bei Verdauungsbeschwerden wie Blähungen oder Magenschmerzen kaufen. Auch ist die Heilpflanze als Trockenextrakt und in Form von Kapseln bei Verstopfung erhältlich. Als Gel kann Aloe vera aus der Apotheke bei Sonnenbrand und Insektenstichen eingesetzt werden oder in Kombination mit ätherischem Johanniskrautöl bei der Abheilung von Verbrennungen und Narben helfen.

Schon in der Antike war Aloe vera ein wirksames Abführmittel.

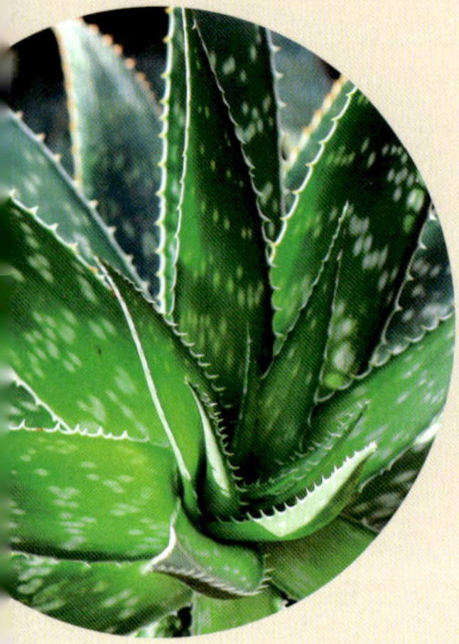

Innere Anwendungen

Extrakte aus der Kap-Aloe dienen daher als pflanzliches Abführmittel bei Verstopfung. Doch Vorsicht: Solche Abführmittel sollten Sie immer nur kurzfristig anwenden. Achten Sie auf die richtige Dosis: Sie sollten alle 2 bis 3 Tage Stuhlgang haben, den Sie ohne Pressen loswerden können. Wenn Sie durch die Anwendung von Aloe öfter Stuhlgang oder gar Durchfall haben, dann ist die Dosis zu hoch und kann auf Dauer sogar den Darm schädigen. Hält die Verstopfung länger an oder wird der Darm erneut träge, sollten Sie dies von einem Arzt abklären lassen. Zudem gibt es mildere pflanzliche Alternativen, zum Beispiel Flohsamen oder Leinsamen.

Innerlich angewendet soll Aloe-vera-Gel unspezifische Reizbeschwerden in Magen und Darm lindern.

Äußere Anwendungen

Das aus dem Milchsaft der Barbados-Aloe gewonnene Aloe-vera-Gel findet sich in zahlreichen Kosmetikprodukten, aber auch in Nasensprays. Das Gel hat einen kühlenden Effekt auf die Haut und spendet Feuchtigkeit. Aloe vera wird darüber hinaus bei Hautproblemen und Wunden eingesetzt. Die WHO (Weltgesundheitsorganisation) hat Hinweise darauf gefunden, dass leichtere Hautverbrennungen rascher verheilen, wenn sie mit Aloe-Gel behandelt werden.

Bei Sonnenbrand bewahren Sie das Gel am besten im Kühlschrank auf und tragen es mehrmals täglich auf die betroffene Haut auf.

Ob Aloe vera neben seinen pflegenden Eigenschaften auch gegen entzündliche Hautkrankheiten wie Neurodermitis oder Schuppenflechte helfen kann, müssen groß angelegte Studien noch beweisen.

Wichtige Hinweise:

Bei Magen-Darm-Erkrankungen muss die Anwendung von anthranoidhaltigen Pflanzenauszügen/Aloeblättern immer mit dem Arzt abgestimmt werden – Aloe ist als Abführmittel in der Schwangerschaft und bei Kindern unter 12 Jahren ungeeignet.

Nach der Einnahme kann es zu krampfartigen Magen-Darm-Beschwerden kommen, manchmal färbt sich auch der Urin rot.

Abführmittel sollten Sie nur für kurze Zeit einsetzen und nur, wenn andere Maßnahmen nicht ausgereicht haben.

Wechselwirkungen kann es mit Diuretika (wassertreibenden Medikamenten), Kortisonpräparaten, Herzglykosiden („Digitalis", angewendet bei Rhythmusstörungen, Herzschwäche) und Süßholzwurzel geben. Fragen Sie dazu Ihren Arzt oder Apotheker.

Trinken Sie ausreichend, wenn Sie Aloe als abführendes Mittel einnehmen.

Tipp: Lassen Sie sich zu Dosierung, Anwendung und unerwünschten Effekten der Heilpflanze in der Apotheke ausführlich beraten.

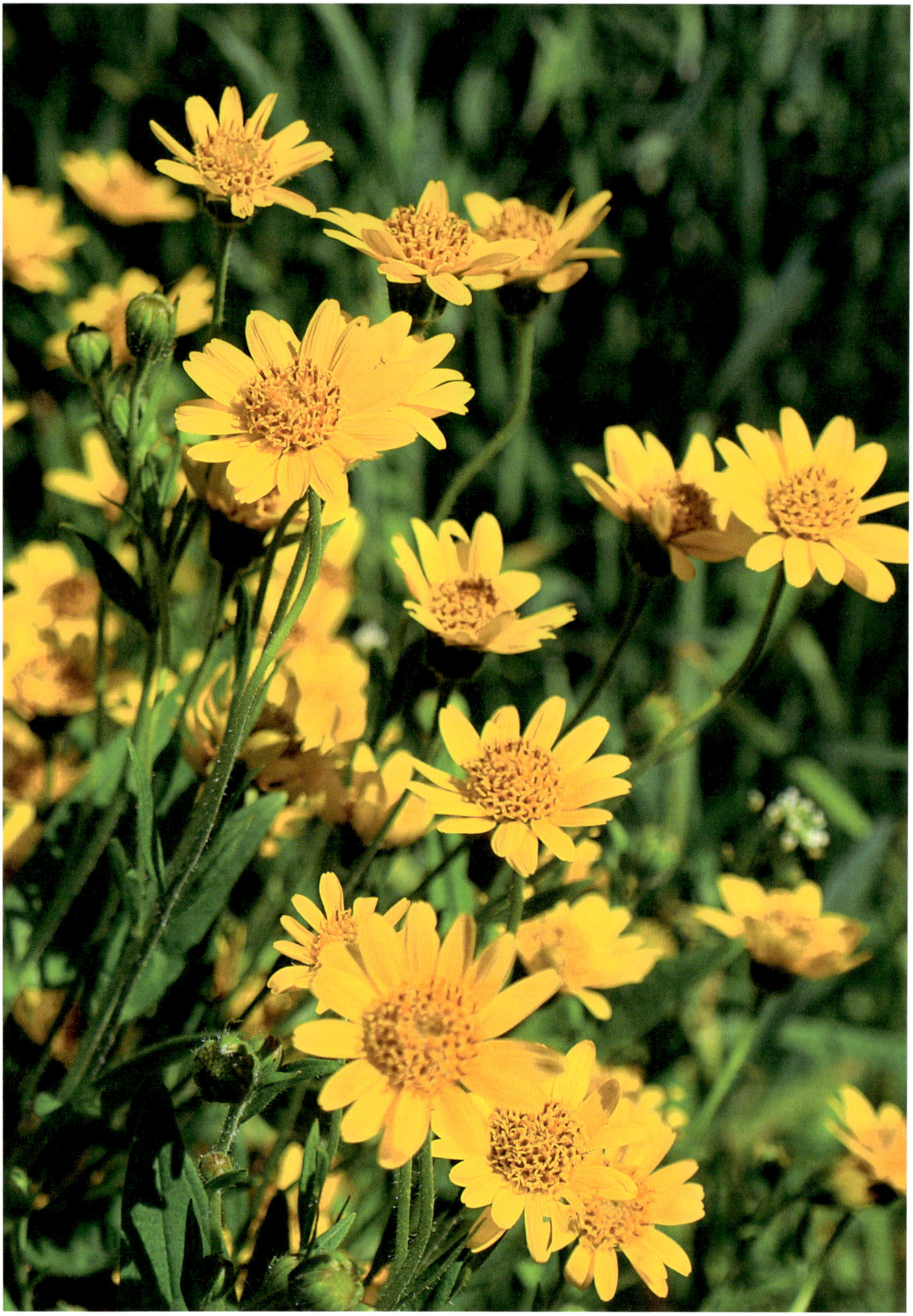

Arnika

Arnica montana

Hauptindikationen:

- **Prellungen**
- **Verstauchungen**
- **Zerrungen**
- **Quetschungen**
- **Blutergüsse**
- **Entzündungen**

Wer Arnika in der Natur sehen will, muss hoch hinaus, denn die Pflanze wächst im Gebirge. Doch auch dort bekommen Wanderer sie nur selten zu Gesicht – zu rar ist die Bergblume geworden.

Explizit erwähnt wird die Pflanze das erste Mal im 16. Jahrhundert. Die Heilpflanze wurde schnell äußerst beliebt, sodass man sie in großen Mengen für die Apotheken sammelte. Ihr Vorkommen dezimierte sich daraufhin so stark, dass man sie unter Naturschutz stellte.

Verwendung von: Blüte

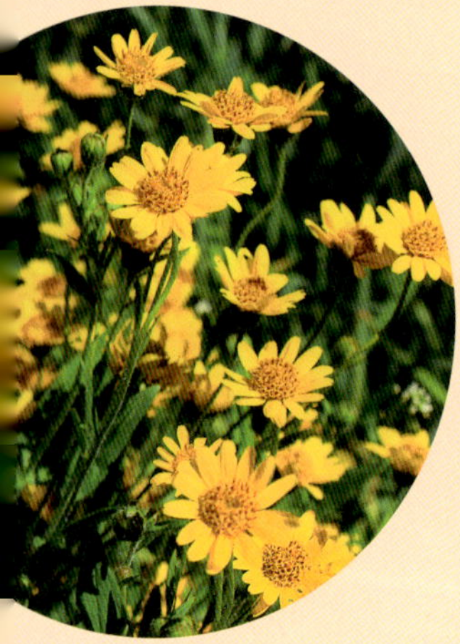

Wie sieht Arnika aus?

Die Pflanze, verwandt mit anderen Heilpflanzen wie Löwenzahn oder Ringelblume, ist mehrjährig mit einer Wuchshöhe zwischen 20 und 60 Zentimeter und bildet im Boden zylindrische, dunkelbraune bis fast schwarze Rhizome aus. Diese Überdauerungs- sowie Reproduktionsorgane können einige Meter lang sein. Ihre Blätter sind hellgrün gefärbt mit einer länglichen Form, die Blattränder sind dabei rundlich. In der Blütezeit erscheinen die gelben Korbblüten, die einen Durchmesser von bis zu 9 Zentimetern erreichen können. Jede Pflanze kann bis zu drei Blüten tragen, manchmal besitzt sie auch nur eine Blüte. Das Farbspektrum reicht von leuchtend gelb bis leicht orangefarben. Nach dem Ende der Blütezeit entstehen die typischen bestielten Früchte.

Die Blütezeit der Arnika ist zwischen Mai bis Anfang September.

Wo kommt die Pflanze vor?

Arnika kommt vor allem in Nord- und Südeuropa vor, zumeist in Berggebieten oder hügeligen Landschaften. Mittlerweile wird Arnika auch im Feldanbau gezüchtet.

Welche Pflanzenteile und Inhaltsstoffe werden verwendet?

In der Medizin werden die Arnikablüten eingesetzt. Sie enthalten zu 0,2 bis 1,5 Prozent Sesquiterpenlactone, vor allem die Substanz Helenalin. Daneben kommen zu 0,4 bis 0,6 Prozent Flavonoide vor – ebenso wie Gerbstoffe, Cumarine und wenig ätherisches Öl.

Was bewirken die Inhaltsstoffe?

Arnika-Zubereitungen haben verschiedene Wirkungen: Sie gehen gegen Keime vor, lindern Schmerzen und wirken Entzündungen entgegen. Vermutlich spielen die Sesquiterpenlactone, allen voran der Pflanzeninhaltsstoff Helenalin, dabei eine Rolle. Er unterdrückt die Bildung bestimmter entzündungsauslösender Stoffe, den sogenannten Zytokinen.

APOTHEKEN Umschau

Wie ist Arnika in der Apotheke erhältlich?

Sie können Arnika als Salben und als Arnikatinktur kaufen, beide Zubereitungen helfen im Falle von Zerrungen, Quetschungen und Blutergüssen. Auch als getrocknete Blüten ist Arnika erhältlich.

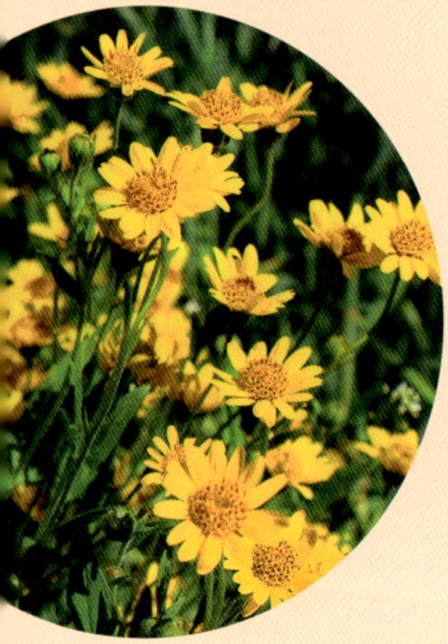

Auch in der berühmten „Physica" der Kräuterheilkundigen Hildegard von Bingen taucht Arnika auf.

Als innere Anwendungen

Arnika sollten Sie nicht einnehmen. In größeren Mengen können Vergiftungserscheinungen mit Übelkeit, Magen- und Kopfschmerzen, Schwindel sowie Herzklopfen auftreten. Zudem besteht die Gefahr von Herzrhythmusstörungen.

Als äußere Anwendungen

Auszüge aus Arnika werden zu Salben verarbeitet und kommen als äußere Anwendung zum Einsatz. So können Umschläge mit einer Arnikatinktur bei Zerrungen, Quetschungen, Blutergüssen helfen. Dafür 1 EL Tinktur in 0,5 Liter Wasser geben und ein Leintuch mit dem Aufguss tränken. Auf die schmerzende Stelle legen und etwa 2 Stunden wirken lassen.

Oder Sie stellen einen Arnikatee her, indem Sie 4 EL Arnikablüten mit 1 Tasse kochendem Wasser übergießen. Den Tee 10 Minuten ziehen lassen, abseihen und ein Leintuch mit dem Aufguss tränken. Ebenfalls auf die schmerzende Stelle legen und etwa 2 Stunden wirken lassen.

Da Arnika giftig wirkende Stoffe enthält, wird die innerliche Anwendung von Arnika, wie zum Beispiel als Tee, heutzutage abgelehnt.

Soforthilfe bei Verletzungen

Verletzt, umgeknickt, geprellt? Bei Sportverletzungen hilft neben Arnika die P-E-C-H-Regel. Die Buchstaben stehen für Pause, Eis, Compression (Druckanwendung) und Hochlegen.

Legen Sie auf alle Fälle eine Pause ein, denn wer weitersportelt, riskiert, dass sich eine Verletzung verschlimmert. Kühlen Sie die verletzte Stelle, zum Beispiel mit einem in Eiswasser getauchten Tuch. Wenden Sie Druck an, etwa indem Sie eine Kühlkompresse mit einer elastischen Mullbinde fixieren. Lagern Sie das verletzte Körperteil möglichst so, dass es über Herzniveau liegt. Dann fällt der Bluterguss deutlich geringer aus.

Wichtige Hinweise:

Wenn Sie Arnika als Tinktur oder Salbe in die Haut einmassieren, können Sie unter Umständen allergisch reagieren (Korbblütler-Allergie). Dies äußert sich unter anderem durch eine gereizte, gerötete Haut. Die Stelle kann auch anschwellen oder es bilden sich kleine Bläschen (Quaddeln).

Während der Schwangerschaft ist Arnika tabu.

Tipp: Lassen Sie sich zu Dosierung und Anwendung in der Apotheke beraten.

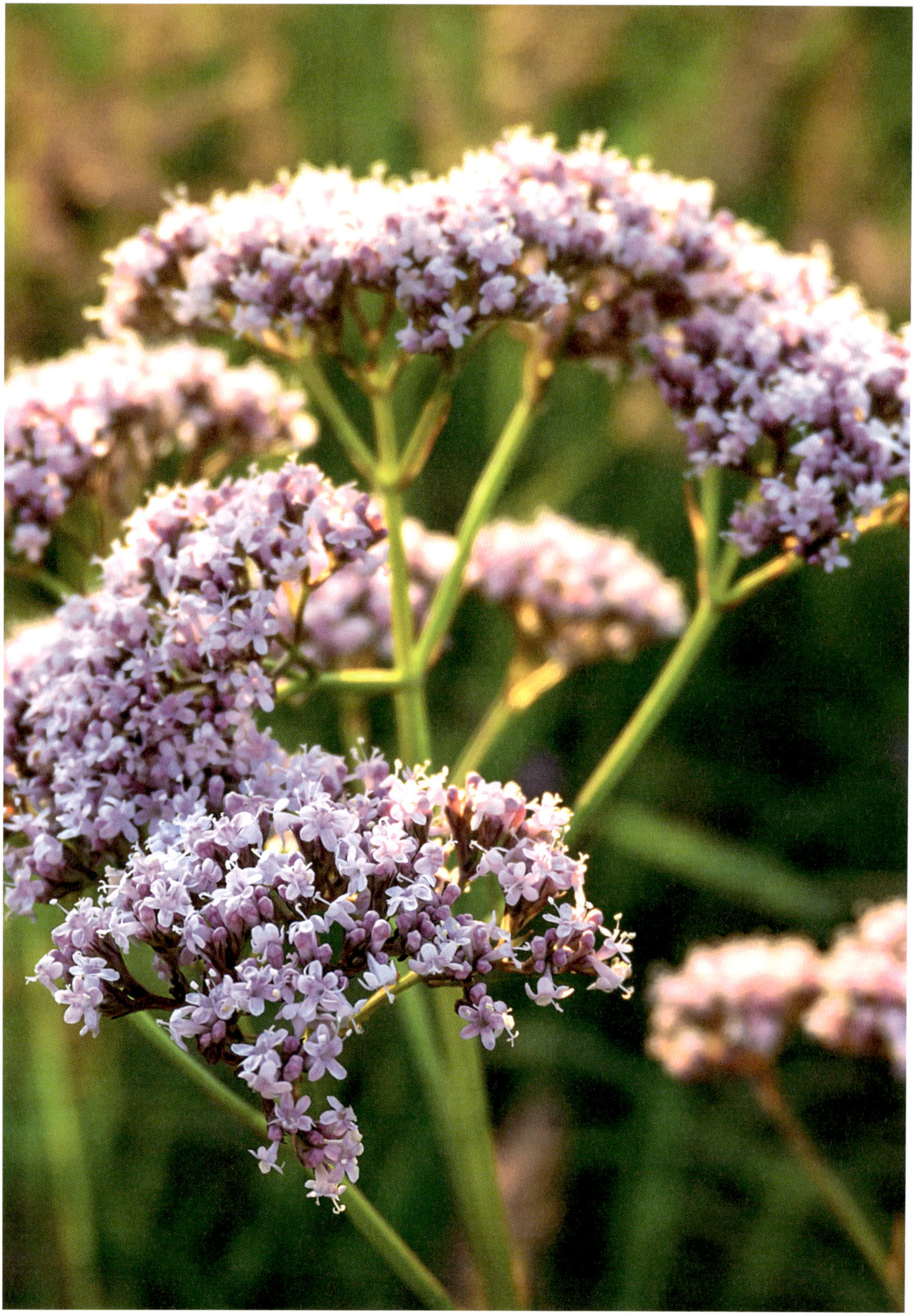

Baldrian

Valeriana officinalis

Hauptindikationen:

- **Unruhe**
- **Einschlafstörungen**
- **Durchschlafstörungen**

Baldrian gehört zu den ältesten bekannten Kräuterheilpflanzen. Aufzeichnungen gehen bis in die Antike zurück, auch bei Hildegard von Bingen und Paracelsus kam Baldrian zum Einsatz. Sein Anwendungsgebiet war zur damaligen Zeit weitaus breiter als heute – so soll die Pflanze sogar gegen Pest und andere Seuchen zur Anwendung gekommen sein.

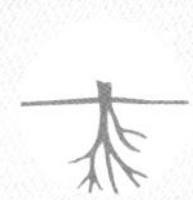

Verwendung von: Wurzel

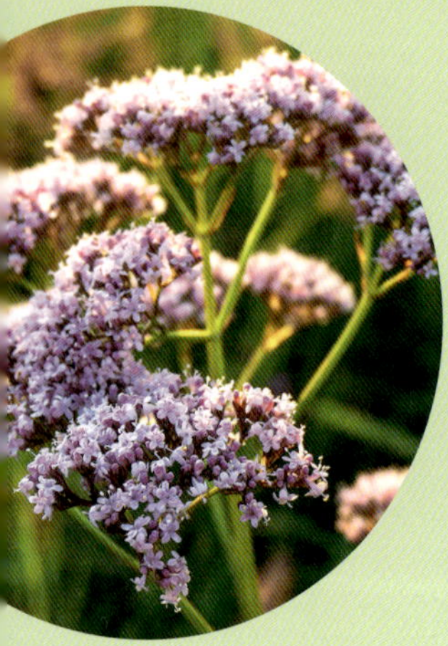

Wie sieht Baldrian aus?

Es gibt eine Vielzahl von unterschiedlichen Baldrianarten. Die Heilpflanze, die auch Echter Baldrian genannt wird, ist eine 50 bis 150 Zentimeter große Staude. Sie wächst vor allem an feuchten Standorten. Die Blüten weisen rosafarbene und weißliche Dolden auf.

Die Blütezeit des Baldrians ist von Mai bis August.

Wo kommt Baldrian vor?

Baldrian ist vor allem in Europa und Asien heimisch. Auch in Nordamerika wächst die Pflanze.

Welche Pflanzenteile und Inhaltsstoffe werden verwendet?

Als Arznei wirksam sind die Baldrianwurzeln. Sie bestehen unter anderem aus ätherischem Öl, das sich aus Monoterpenen wie Borneol und Kampfer sowie Sesquiterpenen wie beta-Bisabolen zusammensetzt. Daneben sind Iridoide enthalten, die sogenannten Valepotriate, vor allem der Inhaltsstoff Valtrat und dessen Abbauprodukt Baldrinal. Isovaleriansäure ist für den charakteristischen Geruch verantwortlich. In geringen Mengen finden sich auch Lignane in den Wurzeln.

Was bewirken die Inhaltsstoffe?

Bei Schlafstörungen ist das Zusammenspiel verschiedener Inhaltsstoffe für die bekannten Effekte des Baldrians verantwortlich. Laborexperimente zeigen, dass die wirksamen Substanzen spezielle Botenstoffe und schlaffördernde Substanzen im Gehirn beeinflussen. Baldrian scheint sich auf diese Weise positiv auf den Schlaf auszuwirken. Auszüge aus der Pflanze erleichtern das Einschlafen und verbessern wohl auch das Durchschlafvermögen. Besonders bei leichten Schlafstörungen gehört Baldrian zu den beliebtesten pflanzlichen Mitteln. Häufig wird er mit ähnlich wirkenden Heilkräutern kombiniert wie etwa Melisse, Passionsblume oder Hopfen.

Studien legen zudem nahe, dass Baldrian einen beruhigenden sowie angstlösenden Effekt hat. Wer beispielsweise Angst vor einer Prüfung hat oder in Stresssituationen unter nervöser Unruhe leidet, kann – in Absprache mit dem Arzt – auf ein Baldrianpräparat setzen.

APOTHEKEN Umschau

Wie ist Baldrian in der Apotheke erhältlich?

Sie können Baldrian als Baldrianwurzel und als Tee bei Ein- und Durchschlafstörungen sowie Unruhezuständen kaufen. Für diese Form von Unwohlsein ist die Heilpflanze darüber hinaus als Tablette oder Tinktur erhältlich. Gegen diese Beschwerden können Sie in der Apotheke zudem auch einen Badezusatz erwerben.

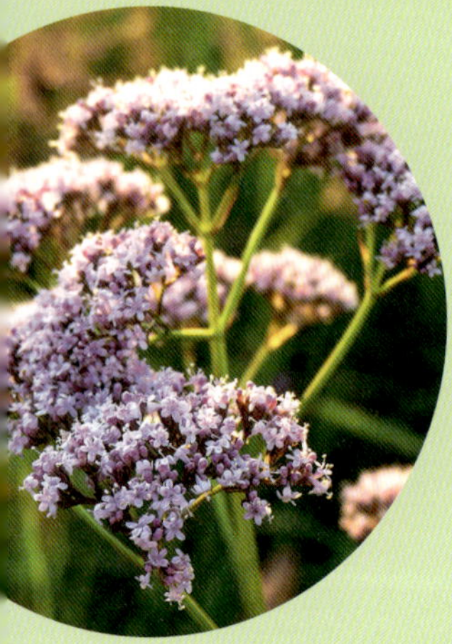

Baldrian ist eine unbedenkliche Einschlafhilfe und beruhigt die Nerven.

Als innere Anwendungen

Bei Schlafstörungen und Unruhezuständen kommen vor allem Tees, Tinkturen und Tabletten zum Einsatz. Der Vorteil des pflanzlichen Heilmittels gegenüber synthetischen Tabletten: Es besteht keine Abhängigkeitsgefahr. Auch macht Baldrian tagsüber kaum müde, was bei synthetischen Mitteln leicht der Fall ist. Ein großer Vorteil vor allem für ältere Menschen besteht darin, dass Baldrian und andere Heilpflanzen das Risiko für Stürze nicht erhöhen, eine gefürchtete Nebenwirkung synthetischer Wirkstoffe. Dabei sollten Sie beachten, dass Baldrian etwa 3 bis 4 Wochen angewendet werden muss, bevor sich eine Wirkung entfaltet. Lassen Sie sich hierzu in der Apotheke beraten.

Für einen Tee 2 TL Baldrianwurzel zerkleinern, mit 1 Tasse kaltem Wasser übergießen und 12 Stunden stehen lassen. In ein Sieb abgießen und dann zum Trinken leicht erwärmen. Bei Unruhezuständen trinken Sie dreimal täglich eine Tasse davon. Bei Schlafproblemen nachmittags und kurz vor dem Schlafengehen eine Tasse.

Als äußere Anwendungen

Für ein beruhigendes Vollbad 100 g zerkleinerte Baldrianwurzel aus der Apotheke mit 1 bis 2 Liter kochendem Wasser übergießen und 15 Minuten abgedeckt ziehen lassen. Dann in ein Sieb abgießen und in ein 34 bis 37 °C warmes Vollbad geben. Darin können Sie dann bis 20 Minuten baden – und danach anschließend ruhen oder sich gleich schlafen legen.

Wichtige Hinweise:

Valepotriate wirken möglicherweise krebserregend. In wässrigen Auszügen der Pflanze sind sie jedoch praktisch nicht vorhanden. Außerdem sind valepotriatreiche Extrakte in Deutschland nicht mehr erhältlich. Wer Baldrian daher als Tee oder Fertigpräparat aus der Apotheke einnimmt, setzt sich keiner Gefahr aus.

Baldrian sollten Sie nicht zusammen mit anderen Beruhigungs- oder Schlafmitteln und auch nicht mit alkoholischen Getränken einnehmen – es sei denn, eine Kombination mit anderen schlaffördernden Medikamenten ist mit dem Arzt abgestimmt.

Schwangere, Stillende und Kinder unter 12 Jahren sollten Baldrian vorsorglich nicht anwenden, da es noch keine Erkenntnisse gibt, ob dies unbedenklich ist.

Als Nebenwirkungen können Magen-Darm-Probleme wie Übelkeit und Bauchkrämpfe auftreten. Manche Menschen reagieren auf Baldrian mit Schläfrigkeit. Wer die Heilpflanze zum Beispiel zur Beruhigung einnimmt, sollte bis zwei Stunden danach nicht Auto fahren oder Maschinen bedienen.

Tipp: Lassen Sie sich zu Dosierung, Anwendung und unerwünschten Effekten der Heilpflanze in der Apotheke beraten.

Baldrian sollte nicht in Verbindung mit Alkohol eingenommen werden.

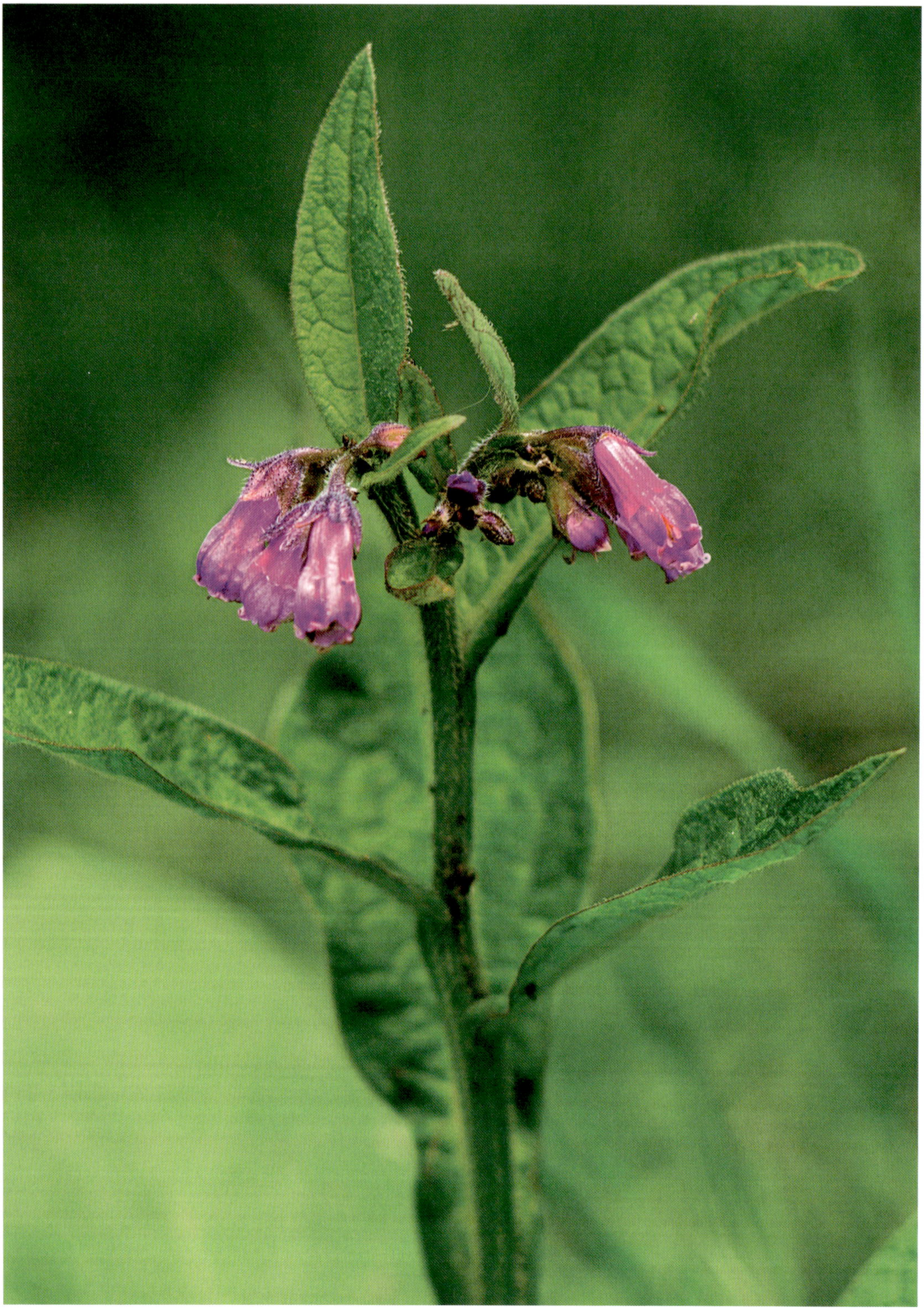

Beinwell

Symphytum officinale

Hauptindikationen:

- **Quetschungen**
- **Prellungen**
- **Zerrungen**
- **Verstauchungen**
- **Verrenkungen**
- **Gelenkbeschwerden**
- **Sehnen- und Muskelentzündungen**
- **Beginnende Arthrose (als Ergänzung zur Standardtherapie)**

Das Heilkraut ist schon seit über 2000 Jahren als Heilpflanze bekannt. So hat der griechische Arzt Dioskurides (etwa 40 bis 90 n. Chr.) Beinwell bereits in seinem Lehrbuch „Über Heilmittel“ (lat. „De materia medica“) beschrieben. Die Pflanze galt schon damals als hilfreiches Mittel bei Knochenbrüchen, Verrenkungen und Gelenkbeschwerden.

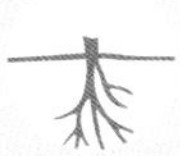

Verwendung von: Wurzel

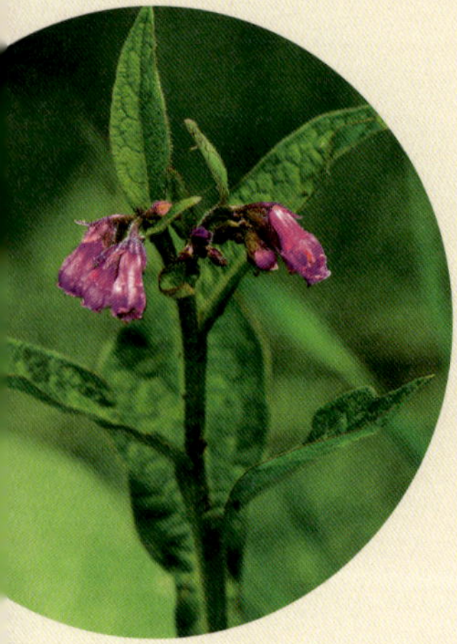

Wie sieht Beinwell aus?

Beinwell ist eine rau behaarte Pflanze, die bis zu 1,50 Meter hoch wird. Die Blätter sehen länglich lanzettförmig aus und sind an der Unterseite behaart. Die glockenförmigen Blüten färben sich unterschiedlich – mal rotviolett, mal gelblich weiß. Die Blüten ordnen sich dabei in Trauben an. Der kräftige Wurzelstock erscheint von außen schwarz, sein Inneres ist jedoch weißlich gefärbt. Beinwell gehört zu den Raublattgewächsen.

Die Blütezeit von Beinwell ist von Mai bis Juli.

Wo kommt die Pflanze vor?

Beinwell ist in ganz Europa beheimatet. Er wächst an Bachufern sowie auf nassen Wiesen. Er ist vor allem in gemäßigten Zonen der Erde, wie in Westasien und Nordamerika, zu finden.

Welche Pflanzenteile und Inhaltsstoffe werden verwendet?

Arzneilich wirksam ist Beinwellwurzel. Sie enthält 0,6 bis 0,8 Prozent des Pflanzeninhaltsstoffes Allantoin. Zu 0,04 bis 0,6 Prozent finden sich darin sogenannte Pyrrolizidinalkaloide. Daneben stecken Gerbstoffe, Schleimstoffe sowie Rosmarinsäure in den Wurzeln.

Was bewirken die Inhaltsstoffe?

Extrakte aus Beinwellwurzel kommen äußerlich zum Einsatz. Werden sie auf die Haut aufgetragen, kann Beinwell leichte Entzündungen mindern, Schmerzen lindern und die Wundheilung unterstützen. Für diese Effekte scheint der Inhaltsstoff Allantoin verantwortlich zu sein. Schleim- und Gerbstoffe spielen vermutlich ebenfalls eine Rolle.

APOTHEKEN Umschau

Wie ist Baldrian in der Apotheke erhältlich?

Sie können Beinwell als Salbe oder Balsam bei Quetschungen, Prellungen, Zerrungen usw. kaufen. Die Heilpflanze gibt es auch als Gel oder Öl und kann dann bei diesen Beschwerden ebenfalls eingesetzt werden.

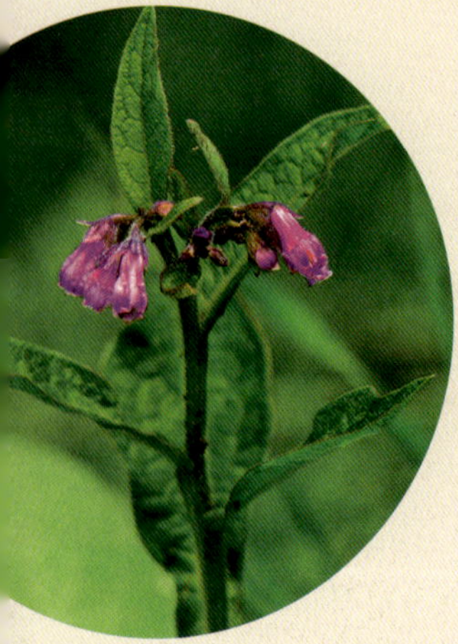

Beinwell bedeutet zu Deutsch: der den Beinen guttut.

Als innere Anwendungen

Beinwell wird nicht innerlich angewendet.

Als äußere Anwendungen

Beinwell kann bei leichten Sportverletzungen helfen – zum Beispiel einem verstauchten Knöchel oder einer Prellung. Auch Muskelschmerzen, etwa im Rücken, können die Extrakte abschwächen. Liegt eine beginnende Arthrose vor, etwa am Knie, kann Beinwell die Beschwerden lindern.

Helfen kalte oder warme Umschläge besser?

Kalte Umschläge tun gut bei akuten, schmerzhaften Beschwerden, sie bekämpfen Schwellungen und Blutergüsse. Wärme tut dagegen gut, wenn der Schmerz seine Ursache in Verspannungen der Muskulatur hat. Auch bei Abnutzung der Gelenke (Arthrose) im schmerzarmen chronischen Stadium kann ein wärmender Umschlag guttun. Wichtig: Wenn Ihr Temperaturempfinden zum Beispiel aufgrund eines diabetischen Nervenschadens beeinträchtigt ist, müssen Sie die Temperatur (maximal 45 °C) eines warmen Umschlags mit einem Thermometer prüfen.

Während Hildegard von Bingen in ihrem berühmten Werk „Physica“ vor der innerlichen Anwendung warnt, empfiehlt sie dagegen die Anwendungen von Beinwell als Salbe.

Wichtige Hinweise:

Da Beinwellwurzel sogenannte Pyrrolizidinalkaloide enthält, sollten Sie Zubereitungen aus der Heilpflanze vorsorglich nicht einnehmen. Die Pflanzeninhaltsstoffe können womöglich die Leber schädigen und Krebs auslösen. Experten raten zudem davon ab, Beinwell-Umschläge selbst zuzubereiten, da auch in diesen Mixturen teilweise ein recht hoher Gehalt an Alkaloiden vorkommen kann. In Fertigpräparaten aus der Apotheke werden die Extrakte dagegen so aufbereitet, dass die Menge an Alkaloiden bestimmte Grenzwerte nicht überschreitet.

Tipp: Lassen Sie sich zu Dosierung, Anwendung und unerwünschten Effekten der Heilpflanze in der Apotheke beraten.

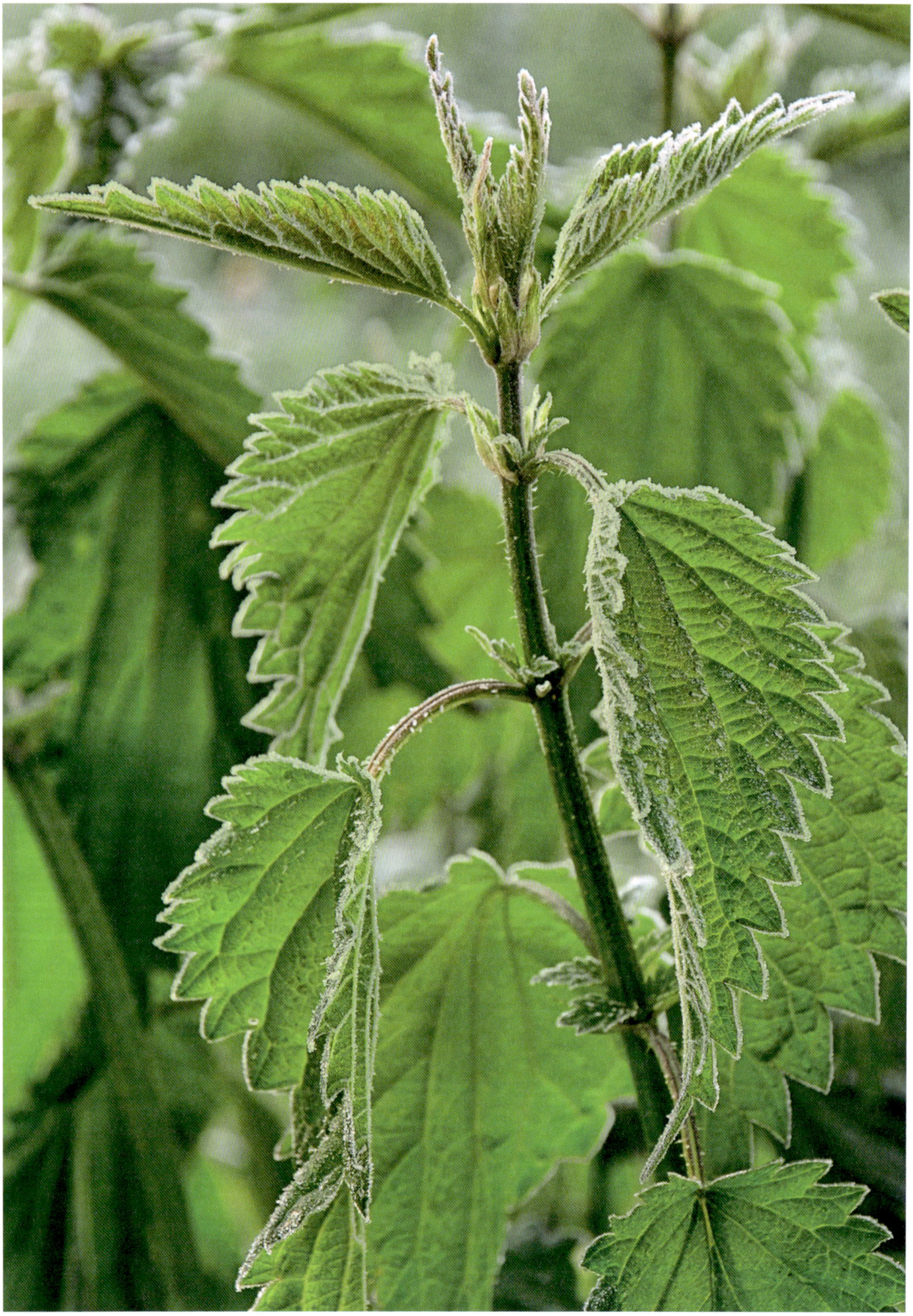

Große und Kleine **Brennnessel**

Urtica dioica und Urtica urens

Nieren
Harnwege
Geschlechtsorgane
Rücken
Muskeln
Gelenke

Hauptindikationen:

- **Harnwegsinfektionen**
- **Gutartige Prostatavergrößerungen (als Ergänzung zur Standardtherapie)**
- **Rheumatische Beschwerden (als Ergänzung zur Standardtherapie)**

Wer eine Brennnessel streift, bemerkt dies sofort. Plötzlich brennt es auf der Haut, rote Quaddeln bilden sich, die Stelle kribbelt. Schuld daran sind die Abwehrstoffe der Pflanze, die sich in sogenannten Brennhaaren befinden. Kommt jemand dem Kraut zu nah, sondert die Brennnessel aus diesen Haaren Stoffe wie Histamin und Ameisensäure ab.

Im Garten stört die Pflanze auch, vermehrt sich das Wildkraut doch überall. Nichtsdestotrotz gehört die Brennnessel (Urtica dioica) zu den seit alters her bekannten Heilpflanzen. Früher, im Mittelalter, ließen sich die Menschen angeblich mit der Pflanze auspeitschen. Das sollte gegen Rheuma und Gelenkprobleme helfen. Pfarrer Kneipp sprach dabei vom „Nesselpeitschen“. Heute lassen sich die arzneilichen Effekte weitaus angenehmer nutzen – als Tablette oder Tee.

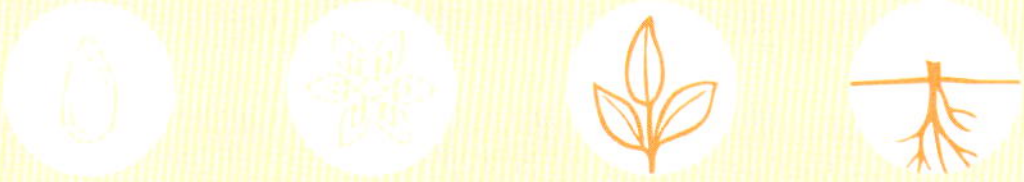

Verwendung von: Blatt, Wurzel

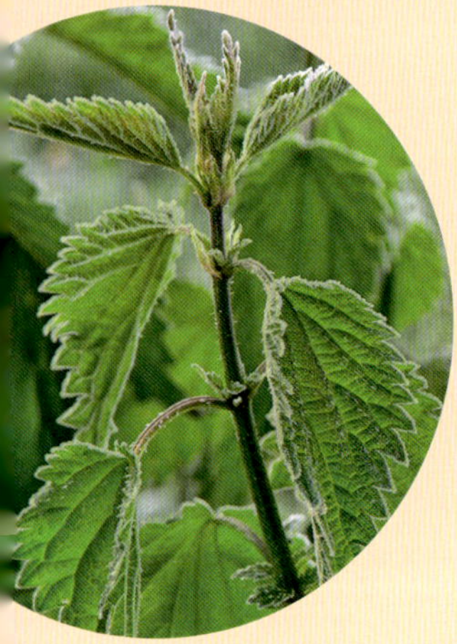

Wie sieht die Brennnessel aus?

Die Große Brennnessel erreicht eine Höhe von bis zu 1,50 Metern, während die Kleine Brennnessel nur etwa 45 Zentimeter hoch wird. Beide Arten unterscheiden sich von den Inhaltsstoffen her kaum, für die Kräuterheilkunde wird jedoch meist nur die Große Brennnessel eingesetzt. Die gegenständigen gestielten Blätter der Brennnessel sehen eiförmig, am Grund herzförmig aus. Sie sind grob gezähnt und nach vorne lang zugespitzt. Die Brennnessel ist zweihäusig. Männliche und weibliche Blüten finden sich auf getrennten Pflanzen. Während die männlichen Blüten abstehen und nur kurze Seitenzweige bilden, hängen die weiblichen nach unten und entwickeln lange Seitenzweige. Die Frucht ist ein einsamiges Nüsschen. Die Brennhaare sitzen am Stängel und auf den Blättern.

Die Blütezeit der Brennnessel ist zwischen Juli und Oktober.

Wo kommt die Pflanze vor?

Brennnesseln sind sehr ausdauernd und kommen auf der ganzen Welt in gemäßigten Zonen vor. Sie verbreiten sich sehr schnell und wachsen an Wegrändern, auf Schuttplätzen, an Zäunen und in Gärten.

Welche Pflanzenteile und Inhaltsstoffe werden verwendet?

Zum Einsatz kommen Brennnesselblätter ebenso wie die Wurzeln. In den Blättern stecken 1 bis 2 Prozent Flavonoide, zum Beispiel die Substanz Rutin. Daneben sind organische Säuren wie Kaffeoyläpfelsäure, ätherisches Öl, die Vitamine C, B und K sowie Steroide enthalten. Auch Mineralstoffe wie Kalium, Kalzium und Kieselsäure kommen in größeren Mengen vor. In den Brennhaaren stecken Histamin, Serotonin, Acetylcholin und Scopoletin.

Brennnesselwurzeln enthalten pflanzliche Steroidhormone wie beta-Sitosterol. Des Weiteren Lignane, Lektine und Polysaccharide.

Was bewirken die Inhaltsstoffe?

In Brennnesselblättern befinden sich Flavonoide. Diese sekundären Pflanzenstoffe wirken leicht wassertreibend und durchspülen so die Harnwege. Die Blätter können daher gegen eine aufkommende Blasenentzündung oder andere Harnwegsinfekte helfen – meist in Kombination mit ähnlich wirkenden Kräutern wie Birkenblätter und Goldrutenkraut.

Vermutlich sind es die in den Wurzeln enthaltenen Phytohormone, die das Wasserlassen erleichtern, welches Männern mit einer beginnenden gutartigen Prostatavergrößerung (benigne Prostatahyperplasie, BPH) Probleme bereitet. Wichtig: Pflanzliche Mittel haben nur eine begrenzte Wirkung – bei Beschwerden, die sich damit nicht ausreichend lindern lassen, wird der Urologe Präparate mit synthetischen Wirkstoffen verordnen. Außerdem hat Brennnessel keinen Einfluss auf die Größe der Prostata. Wer die Heilpflanze einnehmen möchte, sollte dies mit dem behandelnden Urologen abklären. Tees sind nicht so gut geeignet, da die Inhaltsstoffe darin zu wenig aufkonzentriert sind. Positiv scheint sich eine Kombination mit Sägepalmenfrüchten auszuwirken.

Forscher haben darüber hinaus in Laborversuchen festgestellt, dass Inhaltsstoffe aus Brennnesseln antientzündlich wirken. Ob das Kraut jedoch bei entzündlichem Rheuma oder Arthrose wirksam ist, ist noch nicht geklärt.

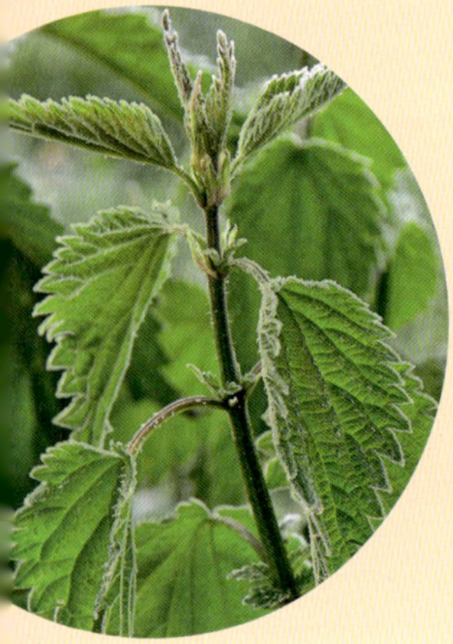

Die als Unkraut verunglimpfte Pflanze besitzt eine lange Heiltradition.

Als innere Anwendungen

Bei rheumatischen Beschwerden kann ein Brennesselblättertee aus der Apotheke helfen, Schmerzmittel einzusparen. Dreimal täglich eine Tasse davon trinken – für die Anwendung ist ein Zeitraum von bis zu 4 Wochen möglich. Alternativ zu fertigen Teemischungen lose Blätter (8 bis 12 g) aus der Apotheke in eine Tasse geben und mit heißem Wasser übergießen. 10 bis 15 Minuten ziehen lassen. Auch Kapseln und Dragees aus der Apotheke lassen sich für diese Zwecke einsetzen.

Bei Harnwegsinfektionen dreimal täglich entweder eine Tasse des entsprechenden Tees aus der Apotheke trinken oder 2 bis 4 g der Pflanzenblätter mit heißem Wasser übergießen. 10 bis 15 Minuten ziehen lassen.

Als Frühjahrskur eignet sich der Frischpflanzensaft.

Bei der begleitenden Therapie von Prostatabeschwerden vor der Anwendung den Arzt zu Rate ziehen.

Als äußere Anwendungen

Für eine Haarkur 2 Esslöffel getrocknete Brennnesselblätter mit 150 Milliliter kochendem Wasser übergießen, 10 Minuten ziehen lassen, dann mit der gleichen Menge Buttermilch verrühren und ins Haar einkneten. 15 Minuten einwirken lassen, dann ausspülen. Hilft bei feinem Haar.

APOTHEKEN Umschau

Wie ist Brennessel in der Apotheke erhältlich?

Sie können Brennnessel sowohl als getrocknete Pflanzenblätter als auch als getrocknete Wurzel bei rheumatischen Beschwerden und Harnwegsinfektionen kaufen. Auch als Tee ist die Heilpflanze gegen diese Beschwerden in der Apotheke zu erwerben. Brennnessel gibt es zudem als Frischpflanzensaft für eine Frühjahrskur oder als Brennnesseldragees oder Kapseln/Kräutertabletten. Solche Produkte haben eine mild harntreibende Wirkung.

Wichtige Hinweise:

Wenn Sie Brennnessel gegen Harnwegsinfekte einnehmen, sollten Sie ausreichend viel trinken. Das unterstützt den durchspülenden Effekt. Wenn Sie unter Wasseransammlungen im Körper leiden, die durch eine eingeschränkte Herz- oder Nierenfunktion bedingt sind, dürfen Sie Brennnessel nicht anwenden.

Tipp: Lassen Sie sich zu Dosierung und Anwendung in der Apotheke beraten.

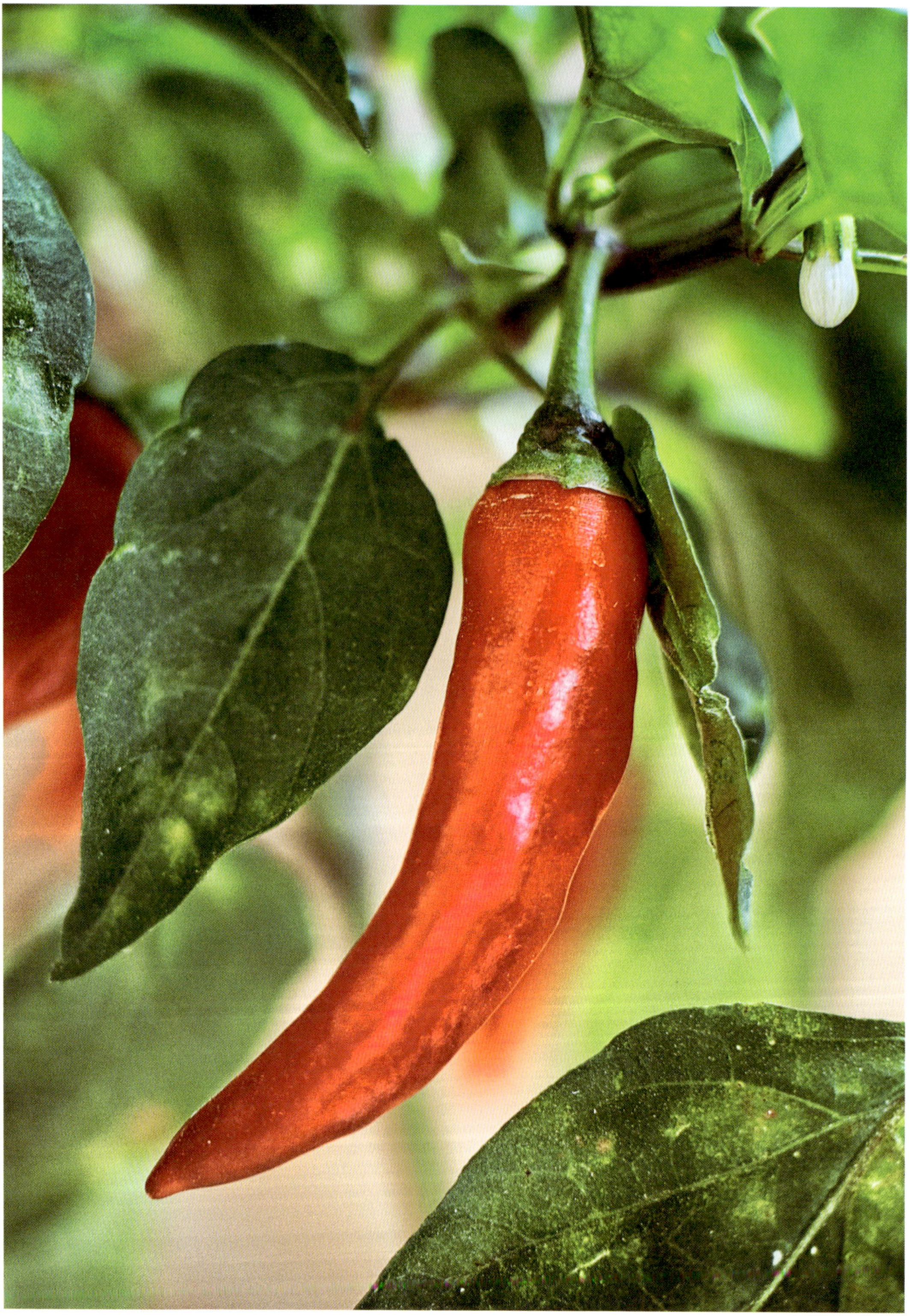

Cayennepfeffer

Capsicum frutescens/Capsicum annuum

Hauptindikationen:

- **Verspannungen**
- **Muskelschmerzen**
- **Weichteilrheuma**
- **Nervenschmerzen (wie Gürtelrose oder Polyneuropathie)**

Cayennepfeffer, auch Chili genannt, regt die Durchblutung in der Haut an, wirkt schmerzstillend und lockert verspannte Muskeln. Darüber hinaus ist er als Gewürz in der Küche bekannt – so verleiht er Chili con Carne die gewünschte Schärfe. Die Cayennepfefferarten Capsicum frutescens und Capsicum annuum werden in der Medizin angesetzt.

Verwendung von: Frucht

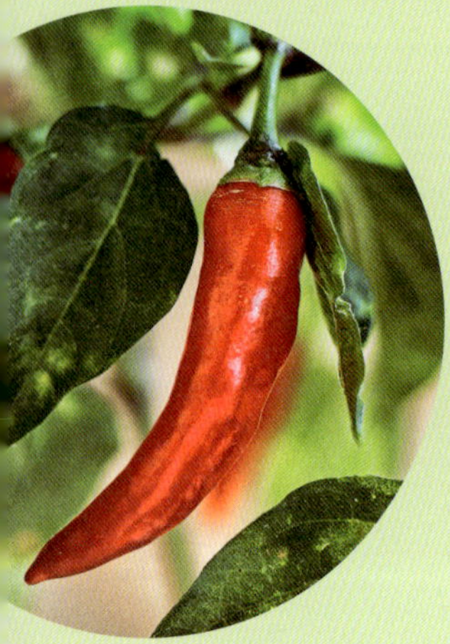

Wie sieht Cayennepfeffer aus?

Cayennepfeffer ist ein einjähriges Kraut mit einer Wuchshöhe von etwa 20 bis 100 Zentimeter, wobei er in den Tropen auch mehrjährig gedeiht. Am Strauch wachsen Stängel mit länglich ovalen Blättern. Aus den weißen Blüten entstehen in der Folge rote, gelbe oder grüne Früchte, die vollreif geerntet werden.

Die Früchte werden im Hochsommer geerntet.

Wo kommt die Pflanze vor?

Die Pflanze war ursprünglich in Südamerika beheimatet und wurde im 15. Jahrhundert in Europa eingeführt.

Welche Pflanzenteile und Inhaltsstoffe werden verwendet?

Als Arznei kommen die getrockneten reifen Früchte zum Einsatz. Sie enthalten unter anderem Scharfstoffe, und zwar die sogenannten Capsaicinoide. Die Substanz Capsaicin spielt dabei die größte Rolle.

Was bewirken die Inhaltsstoffe?

Bei Muskelschmerzen und Verspannungen lindert das enthaltene Capsaicin Schmerzen, indem es die für Schmerzreize zuständigen Rezeptoren im Nervensystem aktiviert, sie zunächst überstimuliert und anschließend für weitere Reize unempfindlich macht. Es leitet aber auch Hitzesignale der Haut ans Gehirn weiter und ist beteiligt, wenn wir Schärfe schmecken.

Diese Effekte lassen sich medizinisch nutzen und sind wissenschaftlich teils gut belegt. Durch das Wärmesignal erwärmt und rötet sich die Haut an der Stelle, an der sie mit Capsaicin in Kontakt gekommen ist. Sie wird stärker durchblutet. Dadurch lassen sich beispielsweise Muskelschmerzen und Verspannungen im Rücken lindern. Wohl auch solche, die durch Weichteilrheuma im Schulter-Nacken-Bereich auftauchen.

Ein weiteres Einsatzgebiet sind Nervenschmerzen, die zum Beispiel durch eine Gürtelrose oder eine diabetesbedingte Nervenschädigung auftreten.

APOTHEKEN Umschau

Wie ist Cayennepfeffer in der Apotheke erhältlich?

Für die Anwendung als Wärmepflaster bei Muskelschmerzen und Verspannungen können Sie Cayennepfeffer in der Apotheke erwerben. Auch als Creme oder Salbe kann die Heilpflanze bei Muskelschmerzen und Verspannungen die Beschwerden lindern.

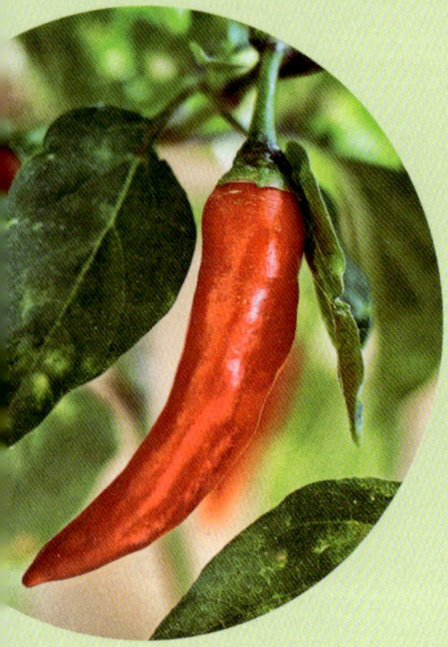

Der Beiname von Cayennepfeffer lautet „spanischer Pfeffer".

Als äußere Anwendungen

Die Anwendung erfolgt äußerlich, meist in Form spezieller Pflaster oder als Salben und Cremes. Der durchblutungsfördernde Effekt tritt rasch ein, ebenso ein Brennen auf der Hautstelle, an der Capsaicin aufgebracht wurde. Die schmerzstillende Wirkung stellt sich erst mit einer gewissen Zeitverzögerung ein. Wie oft und wie lange die Arznei angewendet werden darf, hängt vom Einsatzgebiet ab.

Wer eine empfindliche Haut hat, reagiert womöglich mit starker Hautrötung und Brennen auf den Scharfstoff. Deshalb sollten Cremes zunächst an einer kleinen Stelle ausprobiert werden, um zu sehen, wie die Haut darauf antwortet. Cayennepfeffer sollte nicht in die Nase oder die Augen geraten – nach der Anwendung unbedingt die Hände waschen!

Wer Capsaicin-haltige Arzneimittel bei Nervenschmerzen anwendet, sollte dies vorher unbedingt mit dem Arzt besprechen. Das gilt vor allem für Diabetiker. Die Pflasterbehandlung von diabetesbedingten Nervenschmerzen findet bei spezialisierten Ärzten statt.

Als innere Anwendungen

Cayennepfeffer regt aufgrund seiner Schärfe die Verdauung an. Dieser Effekt wird aber nicht arzneilich genutzt, sondern nur durch die Verwendung als Gewürz.

Wichtige Hinweise:

Die häufigste unerwünschte Wirkung ist ein starkes Brennen auf der Haut. Capsaicin sollten Sie nicht auf verletzter oder gereizter Haut auftragen. Für Kinder eignet sich der Scharfstoff nicht.

Tipp: Lassen Sie sich zu Dosierung, Anwendung und unerwünschten Effekten der Heilpflanze in der Apotheke beraten.

Diese Heilpflanze sollte nicht auf empfindlicher Haut oder bei Hautrötungen angewendet werden, weil das enthaltene Capsaicin zusätzlich reizen kann.

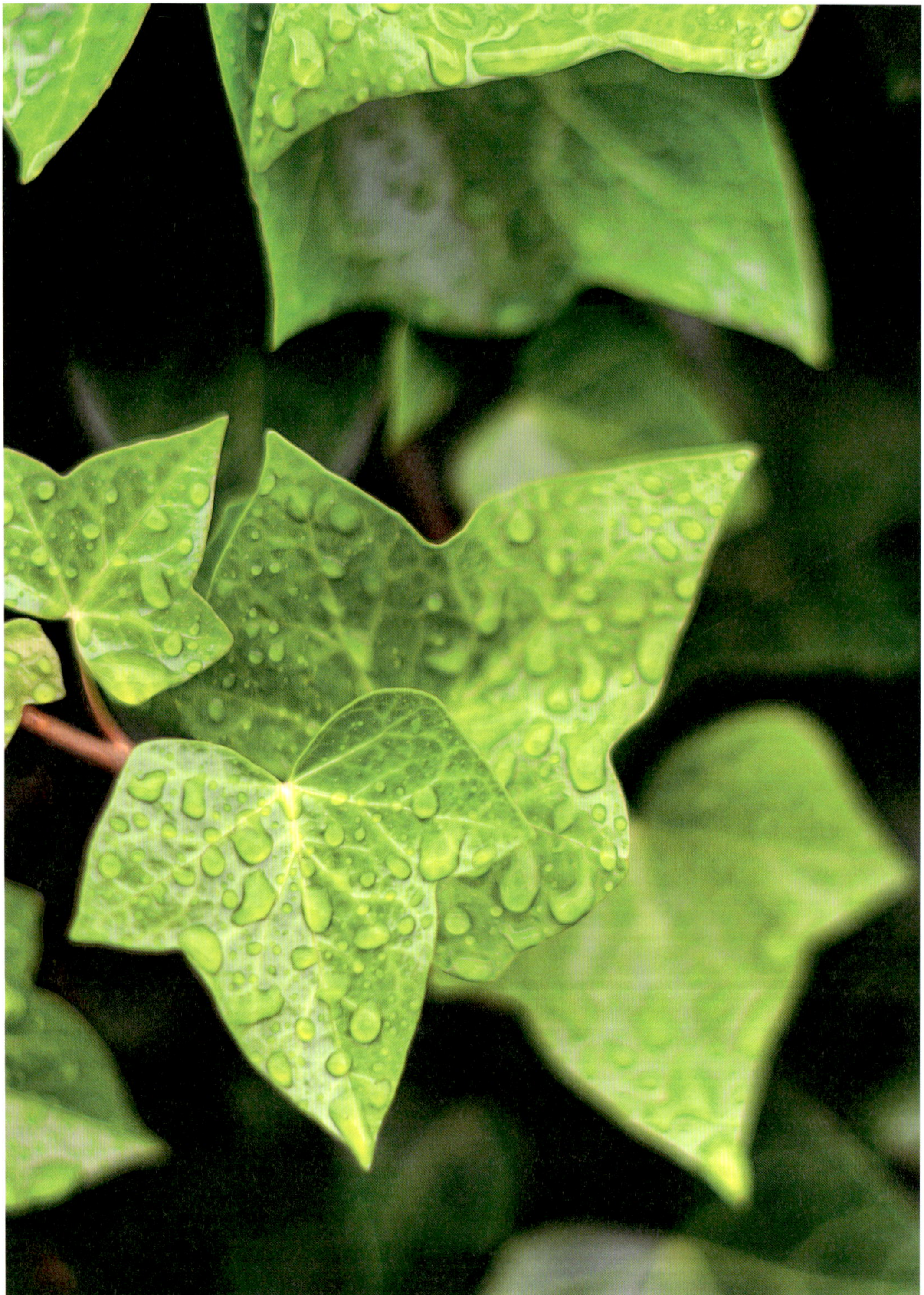

Efeu

Hedera helix

Hauptindikationen:

- **Katarrhe**
- **Bronchitis**
- **Husten**

So manche graue Betonfassade bekommt durch Efeu ein frisches, grünes Gesicht – zum großen Vorteil von Natur und Stadtbewohnern. Denn die Kletterpflanze funktioniert wie eine natürliche Klimaanlage: im Sommer kühlend auf die Fassaden, im Winter wärmeisolierend. Zudem absorbiert Efeu Schadstoffe wie gesundheitsschädliche Stickoxide und filtert Feinstaub aus der Luft. Heutzutage wissen wir also sehr viel über Wirkung und Nutzen von Efeu – und schon viele Jahre zuvor hat man bereits seine Vorzüge erkannt. So spielte Efeu eine große Rolle in der Götter- und Sagenwelt. Er war zum Beispiel das Symbol des Sonnengottes Osiris. Für die alten Griechen diente Efeu als Pflanze des Weingottes Dionysos. Seine Verwendung als Heilpflanze geht bereits auf diese Zeit zurück.

Verwendung von: Blatt

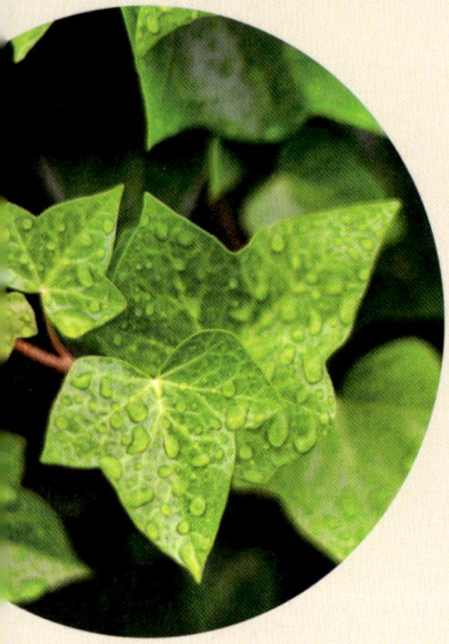

Wie sieht Efeu aus?

Efeu ist ein immergrünes Holzgewächs und kann bis zu 20 Meter hoch werden. Er blüht im Herbst und präsentiert im Frühjahr seine Früchte – glänzend schwarze Beeren. Doch Vorsicht: Finger weg von Efeu. Die ganze Pflanze ist für Menschen giftig.

Für die Heilkunde werden die Blätter eingesetzt, die vom Frühjahr bis Frühsommer geerntet werden.

Wo kommt die Pflanze her?

Efeu wächst in Westeuropa und Vorderasien, seltener auch in Nord- und Osteuropa.

Welche Pflanzenteile und Inhaltsstoffe werden verwendet?

Die wirksamen Inhaltsstoffe befinden sich in Efeublättern. Sie enthalten 2,5 bis 6 Prozent Triterpensaponine, die zu den sekundären Pflanzenstoffen zählen. Vor allem die Substanzen Hederacosid C und B sowie alpha-Hederin spielen für die Wirkung eine Rolle. Daneben kommen in den Blättern Flavonoide, Kaffeesäurederivate und ätherisches Öl vor.

Apotheken Umschau

Wie ist Efeu in der Apotheke erhältlich?

Sie können Efeu als Hustensaft oder Tropfen bei Husten und Bronchitis kaufen. Als Tee in Form von Fertigpräparaten oder auch als Brausetabletten hilft die Heilpflanze bei Husten und Katarrhen.

Was bewirken die Inhaltsstoffe?

Die in Efeu enthaltenen Triterpensaponine, allen voran das alpha-Hederin, regen über Nervenfasern im Magen reflektorisch die Bronchialschleimhaut dazu an, dünnflüssigeren Schleim zu produzieren. Dadurch lässt sich das Sekret leichter abhusten. Efeuextrakt greift gleichzeitig auch direkt an der Bronchialschleimhaut an und bewirkt, dass der Schleim besser aus den Atemwegen abtransportiert wird. Alpha-Hederin entspannt darüber hinaus die Bronchialmuskulatur und entkrampft damit die Atemwege.

Wichtige Hinweise:

Achtung: Frische Efeublätter können allergische Reaktionen auf der Haut verursachen. Sammeln Sie Efeu keinesfalls selbst, um ihn als Arznei zu verarbeiten – die Pflanze ist giftig!

Tipp: Lassen Sie sich zu Dosierung, Anwendung und unerwünschten Effekten der Heilpflanze in der Apotheke beraten.

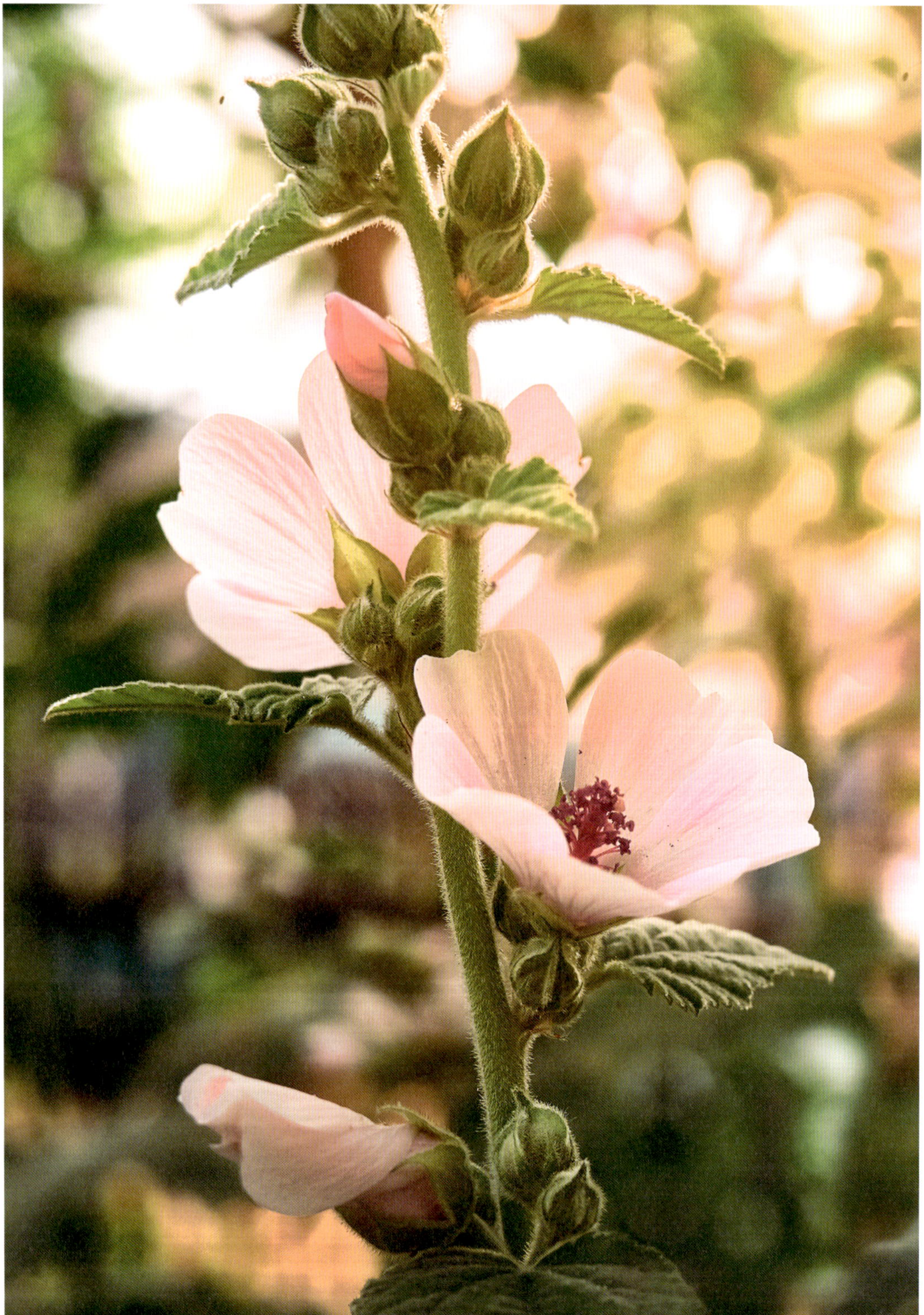

Eibisch

Althaea officinalis

Hauptindikationen:

- **Reizhusten**
- **Magenschleimhautentzündung**
- **Heiserkeit**

Der botanische Name „Althaea“ verrät es schon: Das Wort bedeutet im Griechischen „heilen“. Schon seit jeher kam diese Heilpflanze zum Einsatz – so erläutert Dioskurides in seinem Werk „De materia medica“ („Über Heilmittel“), dass die Pflanze überaus viele Krankheiten heilen könne.

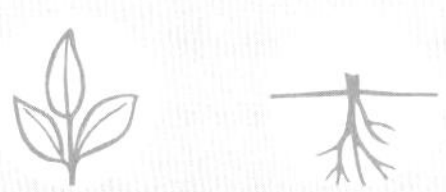

Verwendung von: Blatt, Wurzel

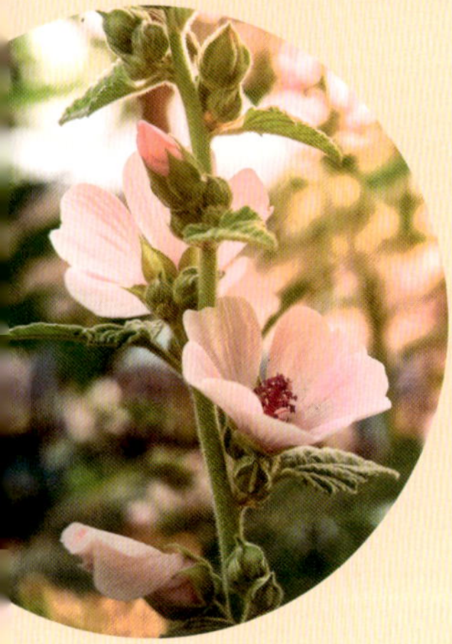

Wie sieht Eibisch aus?

Eibisch gehört zu den Malvengewächsen. Die Staude wird bis zu 1,50 Meter hoch. Ihre Blüten sind weiß bis rosa und werden zur Mitte hin dunkler.

Eibisch steht unter Naturschutz.

Wo kommt die Pflanze her?

Die Pflanze ist heutzutage in Westeuropa nur noch selten wild vorzufinden. Pharmazeutisch genutzte Pflanzen kommen meist aus Osteuropa.

Welche Pflanzenteile und Inhaltsstoffe werden verwendet?

Die wirksamen Inhaltsstoffe befinden sich in den Eibischblättern und -wurzeln, wobei Letztere deutlich mehr davon enthalten. In den Blättern kommen zu 6 bis 10 Prozent Schleimstoffe vor – im Wesentlichen die sogenannten Galacturonorhamnane und Arabinogalactane. Daneben stecken Flavonoide darin. Eibischwurzeln bestehen zu 10 bis 20 Prozent aus Schleimstoffen. Es liegen mindestens drei unterschiedliche Gruppen vor: Glucane, Arabinogalactane und Rhamnogalacturonane.

Was bewirken die Inhaltsstoffe?

Verantwortlich für die medizinische Wirkung sind die Schleimstoffe. Meist werden die Wurzeln in pflanzlichen Mitteln verwendet, da sie diese Substanzen in höherer Konzentration enthalten. Gelangen die Schleimstoffe auf die Schleimhaut in Mund, Rachen, Hals und Magen, haften sie sich an diese. Die Inhaltsstoffe bilden auf diese Weise eine Art Schutzschicht über der Schleimhaut und beruhigen sie. Ist die Schleimhaut im Rachen gereizt und entzündet, dämpft Eibisch trockenen Reizhusten und lindert Heiserkeit. Auch bei leichten Entzündungen der Magenschleimhaut kann Eibischwurzel helfen.

Wie ist Eibisch in der Apotheke erhältlich?

Sie können Eibisch als Hustensaft und -sirup kaufen. Auch als Tee ist er bei Magenschleimhautentzündung erhältlich. Zudem können Sie die Heilpflanze als Wurzel kaufen.

Als innere Anwendungen

Für einen Hustensaft für Kinder 2 Teelöffel geschnittene Eibischwurzel mit 250 Milliliter kaltem Wasser ansetzen und 30 Minuten stehen lassen, dabei mehrmals umrühren. Dann abseihen und kurz aufkochen. Damit der Eibischsaft schmeckt, mit demselben Volumen Johannisbeersaft verrühren und dem Kind zu trinken geben.

Als äußere Anwendungen

Eibisch wird nicht äußerlich angewendet.

Wichtige Hinweise:

Diabetiker sollten den hohen Zuckergehalt von Eibischwurzeln beachten.

Eibisch sollten Sie möglichst nicht zusammen mit anderen Medikamenten einnehmen, da die Schleimstoffe die Aufnahme von anderen Arzneimitteln in den Körper beeinträchtigen können.

Tipp: Lassen Sie sich zu Dosierung und Anwendung und unerwünschten Effekten in der Apotheke beraten.

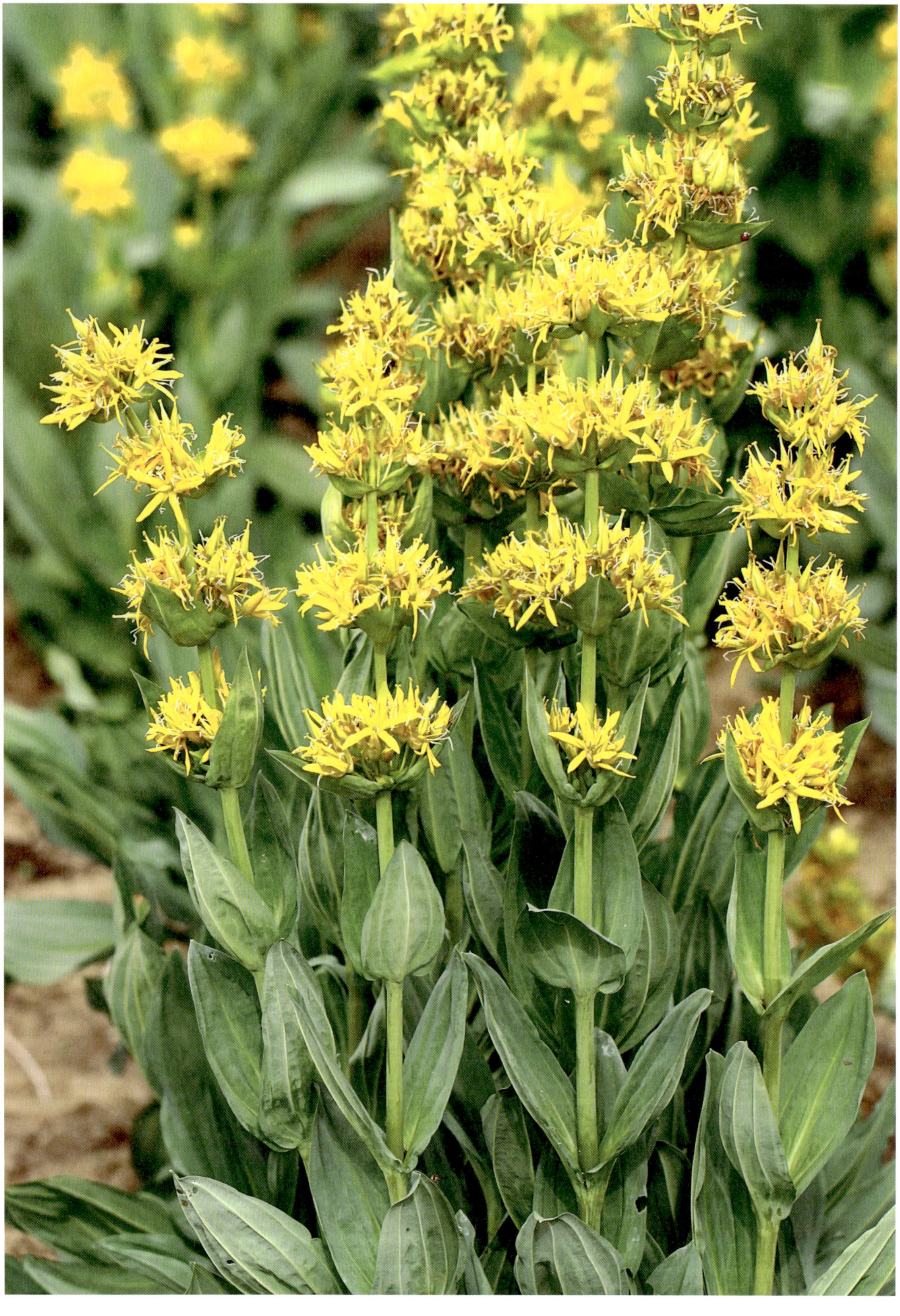

Enzian

Gentiana lutea

Hauptindikationen:

- **Appetitlosigkeit**
- **Völlegefühl**
- **Blähungen**
- **Gallenstörungen**
- **Entzündungen in Nase, Rachen und Bronchien**

Als Heilpflanze war der gelbe Enzian schon den Römern bekannt. Sie nutzten ihn als pflanzliches Bittermittel bei Magen-Darm-Beschwerden. In den Kräuterbüchern des Mittelalters galten die Wurzeln gar als Universalheilmittel – denn Pflanzen, die Bitterstoffe enthielten, schienen besonders wirksam zu sein. Wegen der bitteren Inhaltsstoffe der Wurzeln dient die Pflanze zudem als Grundlage des gleichnamigen Verdauungsschnapses.

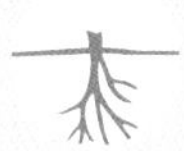

Verwendung von: Wurzel

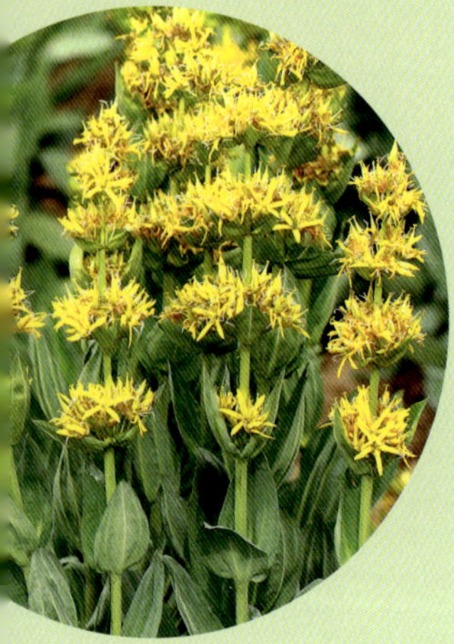

Wie sieht gelber Enzian aus?

Der gelbe Enzian kann bis zu 1,50 Meter hoch werden. Er besitzt einen hohlen aufrechten Stängel und eine armdicke Wurzel. In den oberen Blattachseln befinden sich jeweils etwa drei bis zehn blassgelbe Blüten, die in Trugdolden angeordnet sind. Die Frucht ist eine spitzkegelförmige Kapsel.

Die Blütezeit des Enzians ist zwischen Juni und August.

Wo kommt die Pflanze vor?

Enzian findet man auf Bergwiesen in den Alpen und den Gebirgen Mittel- und Südeuropas. Die Pflanze steht in Deutschland unter Naturschutz und darf nicht gesammelt werden.

Welche Pflanzenteile und Inhaltsstoffe werden verwendet?

Arzneilich wirksam ist die Enzianwurzel. Sie enthält sogenannte Secoiridoid-Bitterstoffe, zu denen die Substanzen Gentiopikrosid und Amarogentin zählen. Amarogentin ist maßgeblich für den bitteren Geschmack der Enziangewächse verantwortlich. Daneben stecken gelbe Farbstoffe - die Xanthone - in der Wurzel, reichlich Kohlenhydrate wie Glukose und Fruktose sowie etwas ätherisches Öl.

Was bewirken die Inhaltsstoffe?

Verantwortlich für die Wirkung des gelben Enzians sind die Bitterstoffe. Sie regen Geschmacksnerven auf der Zunge an und bewirken dadurch reflektorisch, dass mehr Speichel und Magensäure gebildet wird. Außerdem schütten spezielle Zellen im Magen - aufgrund dieses Reizes - vermehrt das Verdauungshormon Gastrin aus. Es steigert ebenfalls die Ausschüttung von Magensaft sowie die von Gallensäften. Diese Mechanismen regen den Appetit an und bringen die Verdauung auf Trab.

APOTHEKEN Umschau

Wie ist Enzian in der Apotheke erhältlich?

Sie können Enzian als Tee oder Tropfen bei Störungen der Verdauungsorgane kaufen. Die Heilpflanze kann zudem in Form von Kombipräparaten bei Atemwegserkrankungen helfen.

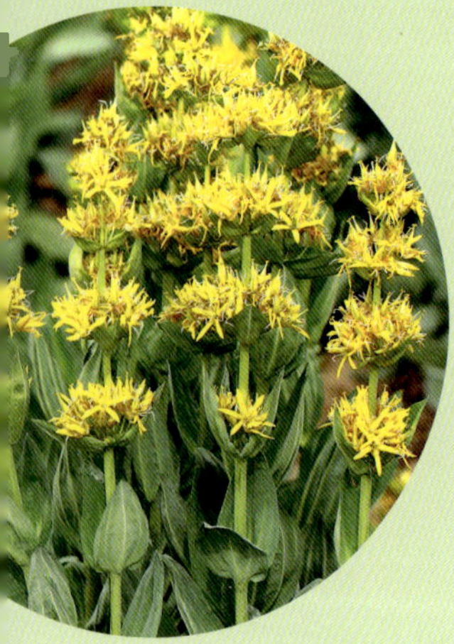

„Blau, blau, blau blüht der Enzian" lautet ein bekannter Schlager. Doch der arzneilich genutzte Enzian fällt durch seine leuchtend gelben Blüten auf.

Als innere Anwendungen

Zubereitungen aus Enzianwurzeln helfen bei Beschwerden wie Appetitlosigkeit, Völlegefühl, Blähungen und Gallenstörungen. Enzian gibt es unter anderem als Tee oder in Form von Tropfen. Häufig kommt die Heilpflanze darin zusammen mit anderen Bittermitteln vor – wie Wermut, Tausendgüldenkraut, Löwenzahn oder Benediktenkraut. Tipp: Wenn Sie ein solches Mittel einnehmen, weil Sie Ihren Appetit anregen möchten, dann wenden Sie Tropfen oder Tee mindestens eine halbe Stunde vor dem Essen an!

Laborexperimente haben gezeigt, dass Enzian-Inhaltsstoffe festsitzenden Schleim aus den Atemwegen lösen können. Aus diesem Grund sind Extrakte aus der Wurzel in pflanzlichen Kombinationspräparaten enthalten, die bei Entzündungen in Nase, Rachen und Bronchien angewendet werden – beispielsweise bei einer Nasennebenhöhlenentzündung.

Als äußere Anwendungen

Enzian wird nicht äußerlich angewendet.

Wichtige Hinweise:

Menschen, die an einem Geschwür im Magen oder im Zwölffingerdarm (Duodenum) leiden, sollten Enzian nicht verwenden.

Wenn Sie Enzian in hoher Konzentration einnehmen, können Sie Magen- oder Kopfschmerzen bekommen. Schwangere sollten vorsichtshalber ganz auf Enzianzubereitungen verzichten.

Verdauungsfördernd wirken bittere Arzneipflanzen wie Enzian nur, solange der bittere Geschmack auch als angenehm empfunden wird. Wird Enzian überdosiert, kann er den Appetit sogar verderben. Das Beispiel zeigt, wie wichtig es auch bei pflanzlichen Arzneimitteln ist, die Dosisempfehlungen einzuhalten. Das Motto: Viel hilft viel ist auch in der Pflanzenheilkunde bedenklich.

Tipp: Lassen Sie sich zu Dosierung, Anwendung und unerwünschten Effekten der Heilpflanze in der Apotheke beraten.

Auch die heilkundige Hildegard von Bingen empfahl Enzian schon bei „Fieber im Magen", also bei Magenerkrankungen.

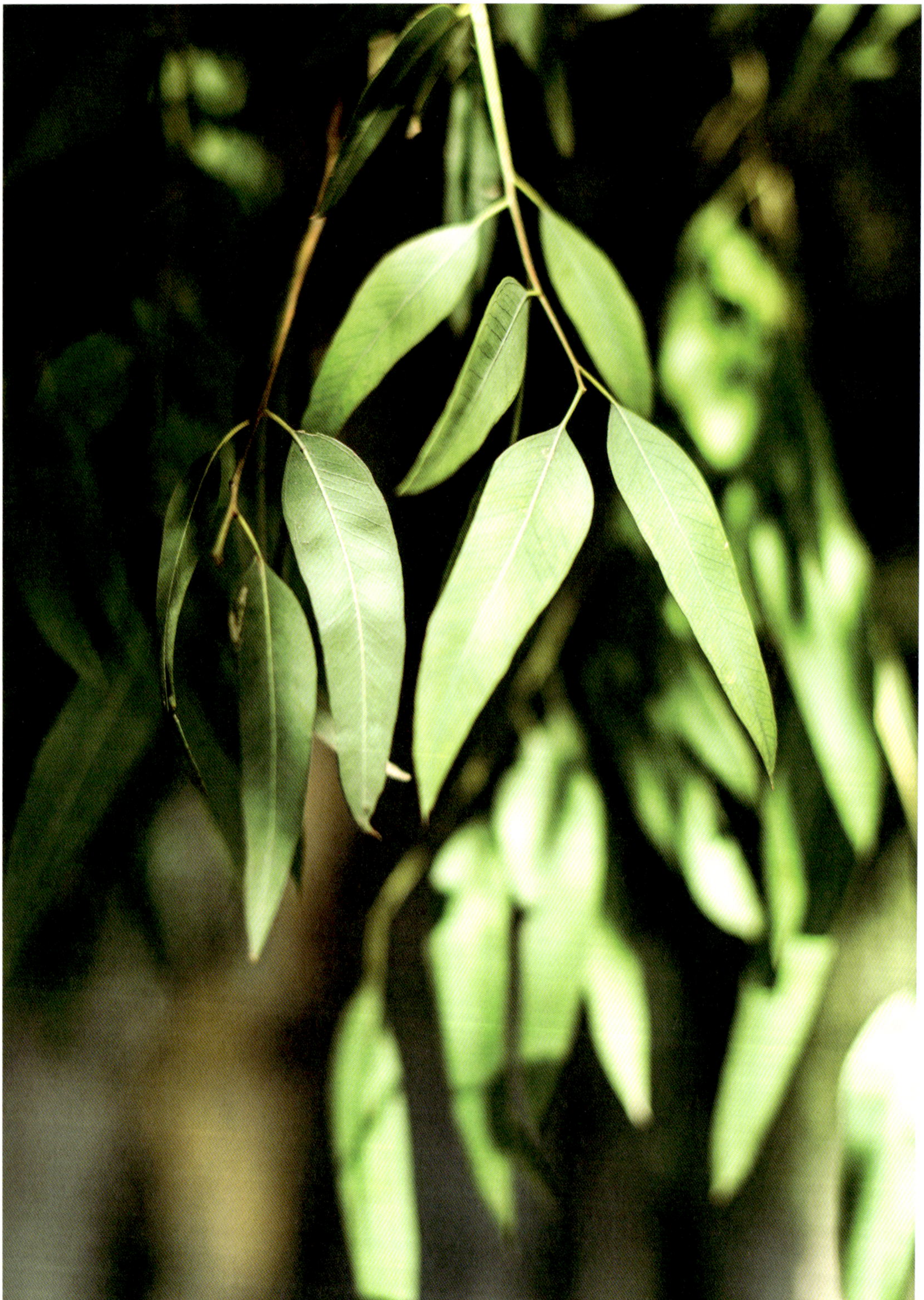

Eukalyptus

Eucalyptus globulus

Hauptindikationen:

- **Bronchitis**
- **Nasennebenhöhlenentzündung**

Der australische Busch ist eine raue und unwirtliche Gegend. Manche Pflanzen- und Tierarten allerdings kommen in der kargen Landschaft zurecht – zum Beispiel der Eukalyptusbaum. Das Gewächs ist ein wahrer Überlebenskünstler: Es benötigt kaum Wasser, verträgt große Hitze und keimt sogar nach verheerenden Buschbränden wieder aus. In den Blättern steckt reichlich ätherisches Öl, welches als Arznei verwendet wird.

Verwendung von: Blatt

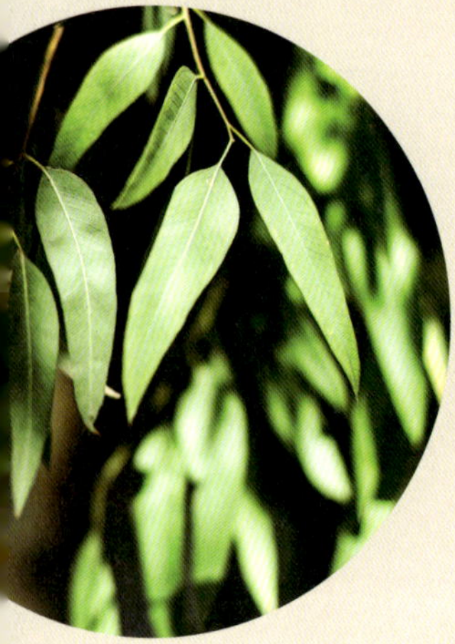

Wie sieht Eukalyptus aus?

Eukalyptus ist ein bis zu 60 Meter hoch werdender Baum mit glattem Stamm. Die jungen Blätter sehen oval bis lanzettförmig aus und sind blaugrün gefärbt. Die älteren Folgeblätter haben eine sichelartige Form, sind graugrün gefärbt und besitzen glatte Ränder. Beim Zerreiben riechen die Blätter stark aromatisch. Die Blüten sehen weißlich aus.

Die Blütezeit von Eucalyptus globulus ist von April bis Juni.

Wo kommt die Pflanze vor?

Eukalyptus gehört zu den Myrtengewächsen (Myrtaceae) und ist in Australien beheimatet. Angebaut wird die Baumart weltweit in warmen Klimagebieten.

Welche Pflanzenteile und Inhaltsstoffe werden verwendet?

Arzneilich wirksam sind die Eukalyptusblätter. In ihnen kommt zu 1,2 bis 3,5 Prozent ätherisches Öl vor. Es enthält größtenteils die Substanz 1,8-Cineol, daneben alpha-Pinen und Limonen. Außerdem finden sich Gerbstoffe und sogenannte Phloroglucin-Verbindungen, zum Beispiel Eukalypton, in den Blättern.

Was bewirken die Inhaltsstoffe?

Eukalyptusöl, besonders die Substanz Cineol, löst festsitzenden Schleim aus den Bronchien und den Nasennebenhöhlen. Zugleich fördert es den Abtransport des Sekrets, wodurch der Schleim leichter abgehustet werden kann. Das Öl wirkt zudem leicht krampflösend, hemmt das Wachstum von Bakterien und hat auf Haut und Schleimhaut einen kühlenden Effekt. Manche Inhaltsstoffe weisen eine antientzündliche Wirkung auf – zumindest in Laborexperimenten.

APOTHEKEN Umschau

Wie ist Eukalyptus in der Apotheke erhältlich?

Sie können Eukalyptus als Erkältungsbad bei Atemwegserkrankungen kaufen. Auch als Öl oder Balsam kann die Heilpflanze äußerlich bei diesen Erkrankungen helfen. Für die innere Anwendung sind Kapseln oder Lutschbonbons geeignet, die Linderung bei Erkältungserkrankungen verschaffen können.

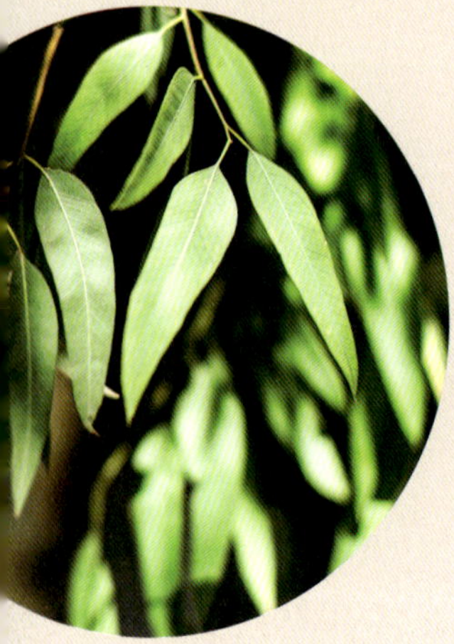

In den Blättern steckt reichlich ätherisches Öl, welches als Arznei verwendet wird.

Als äußere Anwendungen

Eukalyptusöl zeigt bei Erkältungen, einer akuten Bronchitis sowie bei einer Nasennebenhöhlenentzündung positive Effekte. Eukalyptus befindet sich zudem in zahlreichen Erkältungsbädern und in Balsam zum Einreiben. Häufig kommt das Öl dort kombiniert mit anderen ätherischen Ölen vor, zum Beispiel aus Rosmarin, Thymian und Latschenkiefer. Gelangt Eukalyptusöl auf die Haut, regt es die Durchblutung an und wirkt angenehm kühlend. Die aufsteigenden Dämpfe sollten Erkältete tief einatmen. Das aromatisch riechende Öl können Erkrankte darüber hinaus auch als Dampfbad inhalieren.

Als innere Anwendungen

Das aromatisch riechende Öl können Erkrankte als Hustenbonbons lutschen oder als Kapsel einnehmen.

Eukalyptusöl sollte bei Magenempfindlichkeit vorsichtig angewendet werden. Für Asthmatiker ist Inhalieren mit Eukalyptusöl absolut ungeeignet.

Wichtige Hinweise:

Möchten Sie das Öl inhalieren oder auf die Haut auftragen, dann setzen Sie es immer in verdünnter Form ein, sonst reizt es die Schleimhäute zu stark. Lassen Sie sich dazu in der Apotheke beraten. Verwenden Sie Eukalyptus als Badezusatz, achten Sie ebenso auf die richtige Dosierung. Haben Sie Herz- oder Kreislaufbeschwerden, Krampfadern oder einen fieberhaften Infekt, dann klären Sie die Anwendung vorher mit Ihrem Arzt ab.

Ätherische Öle können bei Säuglingen und Kleinkindern gefährliche Atemprobleme auslösen. Hier sollten Sie – wenn überhaupt – nur Präparate verwenden, die ausdrücklich für Säuglinge und Kleinkinder geeignet sind und die Gebrauchsanweisungen strikt beachten. Arzt und Apotheker können dazu beraten.

Auch Menschen, die an Asthma leiden, müssen vorab mit dem Arzt abklären, ob sie entsprechende Mittel verwenden dürfen. Inhalieren mit ätherischen Ölen ist für sie tabu, da dies einen Asthmaanfall auslösen kann. Wer eine entzündliche Magen-Darm-Erkrankung, Gallenleiden oder Leberbeschwerden hat, darf Eukalyptus ebenfalls nicht einnehmen.

Eukalyptusöl kann bei empfindlichen Menschen zu Magenschmerzen führen. Selten können auch Übelkeit oder Durchfall als Nebenwirkung auftreten. Wer das Öl in Kapselform einnimmt, atmet es anschließend über Lunge und Nase wieder aus. Das ruft einen aromatischen Geruch hervor, der nichts Negatives bedeutet!

Tipp: Lassen Sie sich zu Dosierung, Anwendung und unerwünschten Effekten der Heilpflanze in der Apotheke beraten.

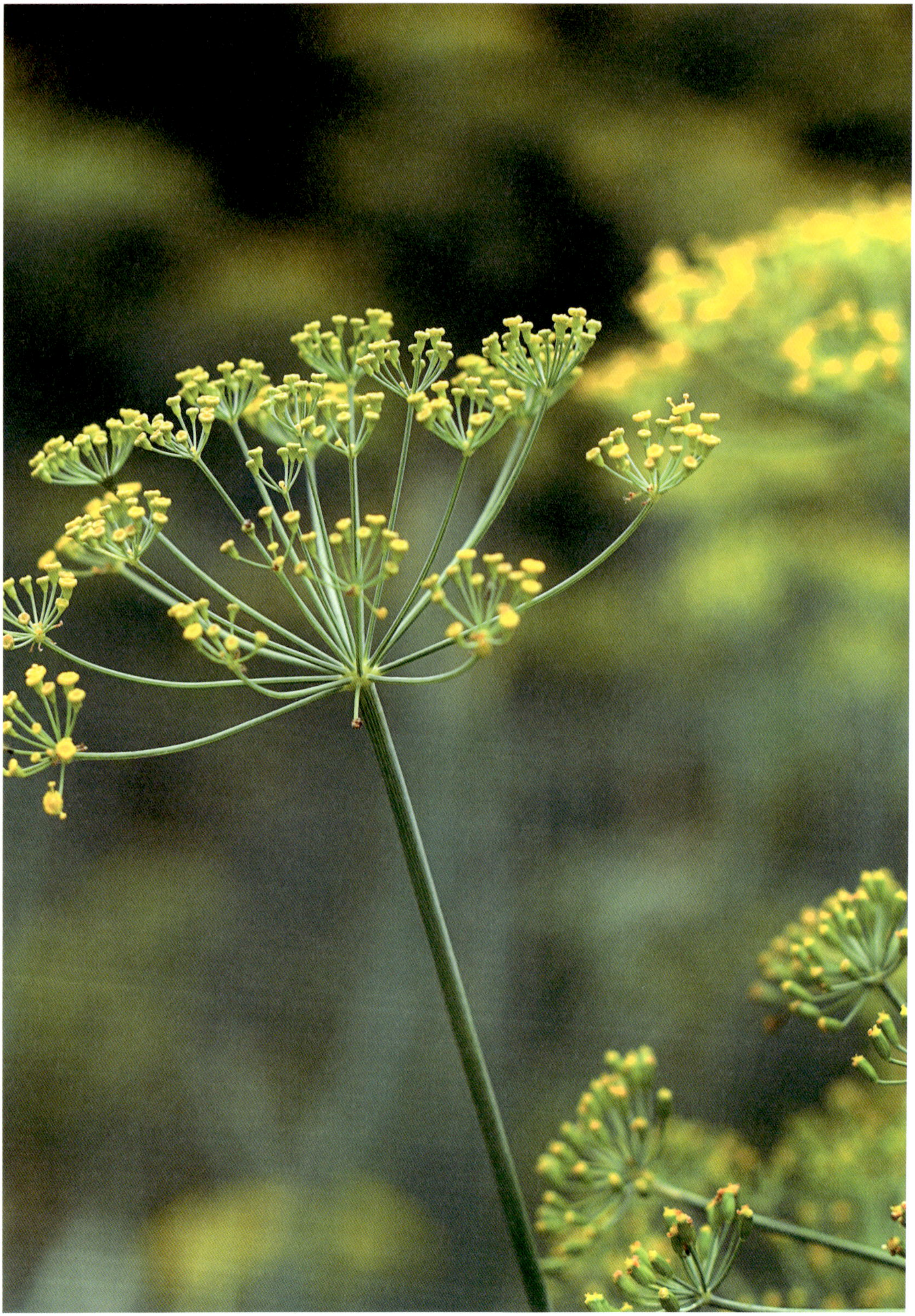

Fenchel

Foeniculum vulgare

Hauptindikationen:

- **Verdauungsbeschwerden**
- **Erkältungserkrankungen**

Fenchel ist ein Wunder der Vielfalt – er lässt sich in Bonbons, Zahncreme, Seife, Salami, Likör und als Heilpflanze verwenden. Fenchel stellt zugleich eines der ältesten Gewürze der Welt dar: Bereits 3000 v. Chr. soll man ihn in Mesopotamien genutzt haben. Im antiken Griechenland empfahlen Heilkundige stillenden Frauen, Fencheltee zu trinken, um die Milchbildung anzuregen. Seit dem Mittelalter ist die Wirkung bei Verdauungsbeschwerden bekannt.

Verwendung von: Frucht

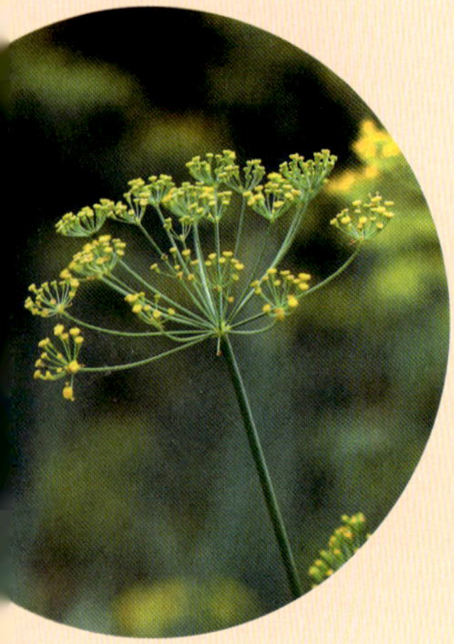

Wie sieht Fenchel aus?

Fenchel wird bis zu 2 Meter hoch und besitzt einen aufrechten, kahlen, fein gerillten Stängel. In hüllenlosen Dolden ordnen sich gelbe Blüten in 4 bis 25 unterschiedlich langen Strahlen an.

Es gibt zwei Fenchelarten, die angebaut werden: Bitter- und Süßfenchel. Die Frucht der beiden unterscheidet sich durch folgende Merkmale: Die des bitteren Fenchels sieht gelblich bis grünlich braun aus, riecht stark würzig und schmeckt leicht bitter. Die des süßen Fenchels ist in ihrer Farbe deutlich heller, riecht würzig und weist ein süßliches Aroma auf.

Die Blütezeit von Fenchel ist von Juli bis Oktober.

Wo kommt Fenchel vor?

Fenchel stammt ursprünglich aus dem Mittelmeergebiet und wird heute in den gemäßigten Zonen Europas, Asiens, Afrikas und Südamerikas angebaut.

Welche Pflanzenteile und Inhaltsstoffe werden verwendet?

Die wirksamen Inhaltsstoffe befinden sich in den Fenchelfrüchten, denn sie beinhalten reichlich ätherisches Öl. Bei bitterem Fenchel enthält das Öl zu 50 bis 70 Prozent die Substanz trans-Anethol, zu 12 bis 25 Prozent Fenchon, zu 2 bis 8 Prozent Estragol.

Süßer Fenchel weist wesentlich mehr des süß schmeckenden trans-Anethols auf: etwa 80 bis 95 Prozent. Dafür finden sich nur 1 Prozent Fenchon und etwas Estragol. In beiden Fenchelsorten kommen fettreiches Öl sowie Flavonoide vor, die zu den sekundären Pflanzenstoffen gehören.

Was bewirken die Inhaltsstoffe?

Medizinisch kommt vor allem bitterer Fenchel zum Einsatz. Das ätherische Öl, insbesondere die Substanzen trans-Anethol und Fenchon, lösen festsitzenden Schleim aus den Bronchien und fördern zugleich dessen Abtransport aus den Atemwegen. Außerdem wirkt das Öl verdauungsfördernd und krampflösend.

APOTHEKEN Umschau

Wie ist Fenchel in der Apotheke erhältlich?

Sie können bei Verdauungsbeschwerden und Erkältung Fenchel entweder als Instant-Tee oder auch als Fenchelsamen für einen Aufguss kaufen. Auch als Öl kann diese Heilpflanze bei diesen Beschwerden helfen.

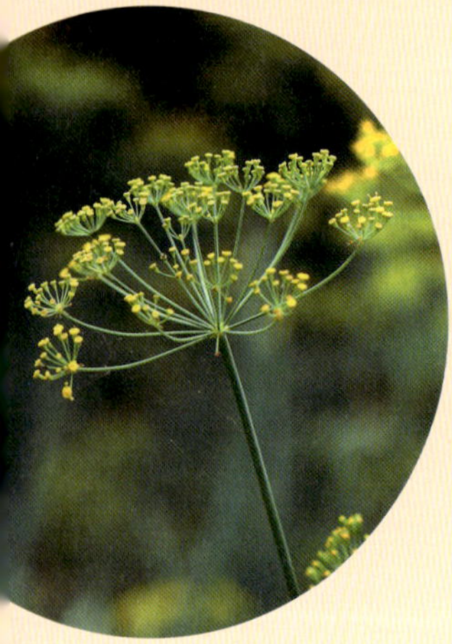

Fenchelsamen können bei Verdauungsbeschwerden auch ganz zerkaut werden.

Als innere Anwendungen

Fenchelfrüchte können aufgrund ihrer Wirkungen Erkältungsbeschwerden wie Husten und Schnupfen lindern. Fenchel hilft als Tee gegen Blähungen und Völlegefühl. Hierbei wird Fenchel häufig mit ähnlichen wirkenden Kräutern kombiniert – meist mit Anis und Kümmel.

Fencheltee ist zudem bei jungen Müttern beliebt, da er die Milchbildung anregen soll. Wissenschaftlich belegt ist dies aber nicht. Manche Wissenschaftler vermuten, dass das Fenchelöl in die Muttermilch gelangt und dort den Appetit des Säuglings anregt, der dann kräftiger saugt.

Fenchelhonig ist ein Hausmittel, das Erwachsenen sowie Kindern ab einem Jahr bei Erkältung und Blähungen hilft. Wichtig: Fragen Sie in der Apotheke nach Arznei-Fenchelhonig, der kindgerecht dosiert ist! Verwenden Sie honighaltige Zubereitungen generell nur bei Kindern ab einem Jahr.

Für selbst hergestellten Fenchelhonig 1 Teil Fenchelfrüchte (Apotheke) zerstoßen und mit 10 Teilen Honig 3 Tage an einem dunklen Ort stehen lassen. Dann abseihen. Erwachsene und Kinder ab einem Jahr können bis zu 4 Mal täglich einen Teelöffel zu sich nehmen.

Als äußere Anwendungen

Fenchel wird nicht äußerlich angewendet.

Wichtige Hinweise:

Fenchelfrüchte sehen ähnlich aus wie die giftigen Schierlingsfrüchte. Sollten Sie Fenchel wild sammeln, besteht Verwechslungsgefahr! Sonst kommt dies heutzutage sehr selten vor, da Fenchel vorwiegend aus Kulturen stammt.

Das Bundesinstitut für Risikobewertung empfiehlt vorsichtshalber, Gewürze und Kräutertees, die Estragol oder Methyleugenol enthalten, nicht zu oft und nur in kleinen Mengen anzuwenden. Denn es gibt Hinweise, dass beide Substanzen Krebs auslösen können – allerdings wurde dies bislang nur in Tierversuchen entdeckt. Estragol und Methyleugenol kommen nur im ätherischen Öl in nennenswerten Mengen vor. In Tees ist die Konzentration deutlich niedriger und gilt damit derzeit als unbedenklich. Schwangere und stillende Mütter sollten sich dennoch von ihrem Arzt oder in der Apotheke dazu beraten lassen.

Ätherische Öle können bei Säuglingen und Kleinkindern gefährliche Atemprobleme auslösen. Hier sollten Sie – wenn überhaupt – nur Präparate verwenden, die ausdrücklich für Säuglinge und Kleinkinder geeignet sind und die Gebrauchsanweisungen strikt beachten. Arzt und Apotheker können dazu beraten.

Tipp: Lassen Sie sich zu Dosierung, Anwendung und unerwünschten Effekten der Heilpflanze in der Apotheke beraten.

Fenchelsamen gibt es in der Apotheke in Arzneimittelqualität käuflich zu erwerben.

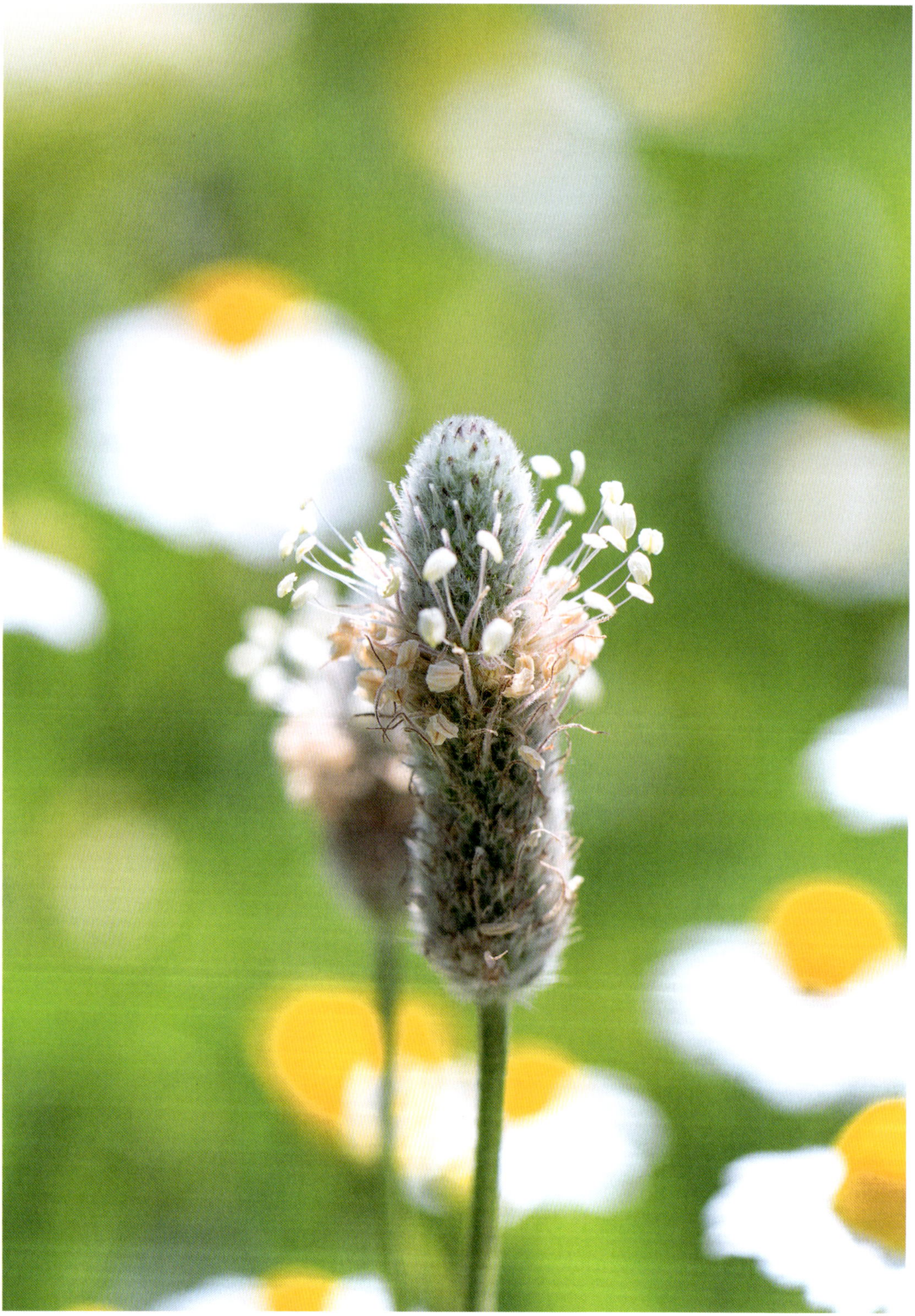

Indischer Flohsamen

Plantago afra/Plantago psyllium

Hauptindikationen:

- **Verstopfung**
- **Analfissuren/Hämorriden**
- **Darmerkrankungen (wie Colitis ulcerosa oder Reizdarmbeschwerden)**

Flohsamenschalen waren bereits der heilkundigen Hildegard von Bingen als Naturheilmittel bekannt. So schreibt sie in ihrem berühmten Werk „Physica" den Flohsamen nicht nur eine verdauungsfördernde, sondern auch eine stimmungsaufhellende Wirkung zu.

Verwendung von: Samen

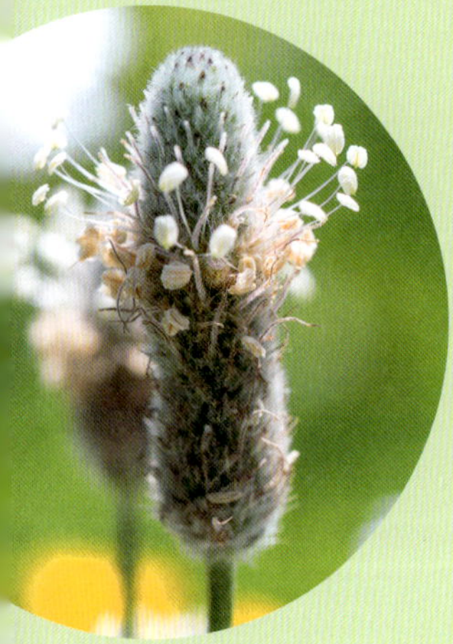

Wie sehen Flohsamenschalen aus?

Die Flohsamenschalen werden aus der Pflanze Plantago ovata gewonnen, die zur Gattung der Wegeriche gehört.

Ihren Namen verdanken sie ihren kleinen Samen, die an Flöhe erinnern.

Wo kommt die Pflanze vor?

Ursprünglich stammt die Pflanze aus Indien und Pakistan, heutzutage wird sie auch in Europa angebaut.

Welche Inhaltsstoffe werden verwendet?

Arzneilich wirksam sind die Samen der Pflanze. In der äußersten Schicht (Epidermis) der Samenschalen kommen große Mengen an Schleimstoffen vor, die unter anderem aus den Zuckern Xylose, Arabinose und Galacturonsäure aufgebaut sind. Daneben findet sich in den Samen reichlich Öl.

Was bewirken die Inhaltsstoffe?

Flohsamenschalen helfen bei Verstopfung. Die in den Flohsamenschalen enthaltenen Schleimstoffe zählen zu den löslichen Ballaststoffen und werden nicht vom Körper aufgenommen, sondern über den Darm wieder ausgeschieden. Gelangen die Schleimstoffe in den Darm, binden sie dort Wasser und quellen auf. Dadurch vergrößert sich das Volumen des Darminhalts, was die Verdauung anregt und mild abführend wirkt. Zugleich wird der Stuhl weicher und erhält eine bessere Konsistenz, was die Darmentleerung erleichtert. Daneben üben die Schleimstoffe einen Schmiereffekt aus, der die Darmpassage des Stuhls verbessert.

Ist der Stuhlgang schmerzhaft oder erschwert, zum Beispiel durch eine Analfissur, durch Hämorriden oder nach bestimmten Untersuchungen, erleichtern Flohsamenschalen die Darmentleerung.

Die Effekte auf Verdauung und Stuhlgang können sich auch bei chronisch-entzündlichen Darmkrankheiten wie Colitis ulcerosa positiv auswirken. Ebenso bei Reizdarmbeschwerden, die mit Verstopfung einhergehen.

APOTHEKEN Umschau

Wie sind Flohsamenschalen in der Apotheke erhältlich?

Sie können Flohsamen als ganze Flohsamenschalen oder auch in gemahlener Form bei Verdauungsbeschwerden kaufen.

Neben den Samen von Plantago ovata werden noch weitere Wegerichsamen als Flohsamen verkauft, die in ihrer Wirkung ebenbürtig sind, aber zum Teil eine andere Farbe haben. Wundern Sie sich nicht, wenn Ihre Flohsamen beim nächsten Einkauf etwas anders aussehen.

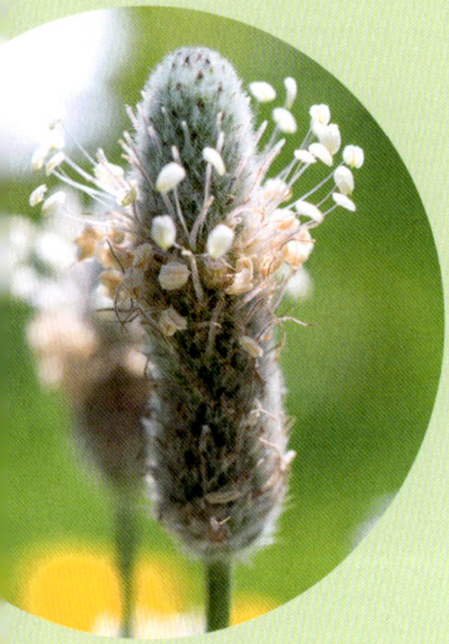

Für eine optimale Wirkung die Anwendung mit ausreichend Wassertrinken kombinieren.

Als innere Anwendungen

Üblicherweise werden täglich 1 bis 2 Teelöffel mit 200 bis 400 Milliliter Wasser oder Fruchtsaft eingenommen. Falls Sie die Schalen quellen lassen, dann rühren Sie die Flüssigkeit vor dem Trinken noch einmal kräftig durch, damit sich das gebildete Gel gut verteilt.

Es kann ein bis 3 Tage dauern, bis sich die Wirkung bemerkbar macht. Wie viel Sie benötigen und wie oft Sie Flohsamen anwenden müssen, um die Verdauung anzuregen, ist individuell verschieden. Dosieren Sie Flohsamenschalen zu Beginn vorsichtig. Der Darm kann sonst mit Blähungen und vermehrten Darmgeräuschen reagieren.

Flohsamenschalen sind den ganzen Samen vorzuziehen. Während die Samen den Magen-Darm-Trakt oft in unveränderter Form passieren und ihre Quellfähigkeit nicht entfalten können, ist dies bei den Schalen hingegen gewährleistet. Alternativ können Sie die Samen in der Apotheke schroten lassen.

Ganz wichtig ist, viel zu trinken. Sonst können die Schleimstoffe nicht richtig aufquellen und sogar zu Verstopfung führen. Sie können die Flohsamenschalen in einem Glas Wasser oder Fruchtsaft vorquellen lassen und dann trinken, müssen dies aber nicht tun. Sie können die Schalen auch direkt in Wasser oder Saft verrühren und trinken. Ist Ihnen das zu gewöhnungsbedürftig, können Sie Flohsamenschalenpulver in der Apotheke erwerben. Es ist feiner, oft mit Aromen versetzt und hat eine definierte Menge, die Sie mit Wasser ansetzen.

Als äußere Anwendungen

Flohsamenschalen werden nicht äußerlich angewendet.

Wichtige Hinweise:

Nehmen Sie nicht genügend Flüssigkeit zu sich, quellen die Schleimstoffe zum einen unzureichend auf, zum anderen können sie mit der Darmwand verkleben, was im schlimmsten Fall zu einem Darmverschluss führen kann.

Flohsamen können die Aufnahme von anderen Arzneimitteln über den Darm behindern. Nehmen Sie diese daher nicht zusammen mit den Flohsamenschalen ein, sondern halten Sie mindestens eine Stunde Abstand.

Hatten Sie bereits einen Darmverschluss, leiden Sie an Verengungen der Speiseröhre, des Magens oder Darms oder liegt eine akute Entzündung im Magen-Darm-Bereich vor, dann dürfen Sie Flohsamen nicht verwenden. Ebenso bei Schluckbeschwerden. Auch wenn Sie aufgrund bestimmter Herz- oder Nierenkrankheiten nicht übermäßig viel trinken dürfen, sollten Sie mit dem Arzt besprechen, ob sich Flohsamen für Sie eignen.

Manche Menschen reagieren auf Indische Flohsamen allergisch, was sich mit typischen Allergiesymptomen bemerkbar macht.

Wichtig: Lassen Sie sich zu Dosierung, Anwendung und unerwünschten Effekten der Heilpflanze in der Apotheke beraten.

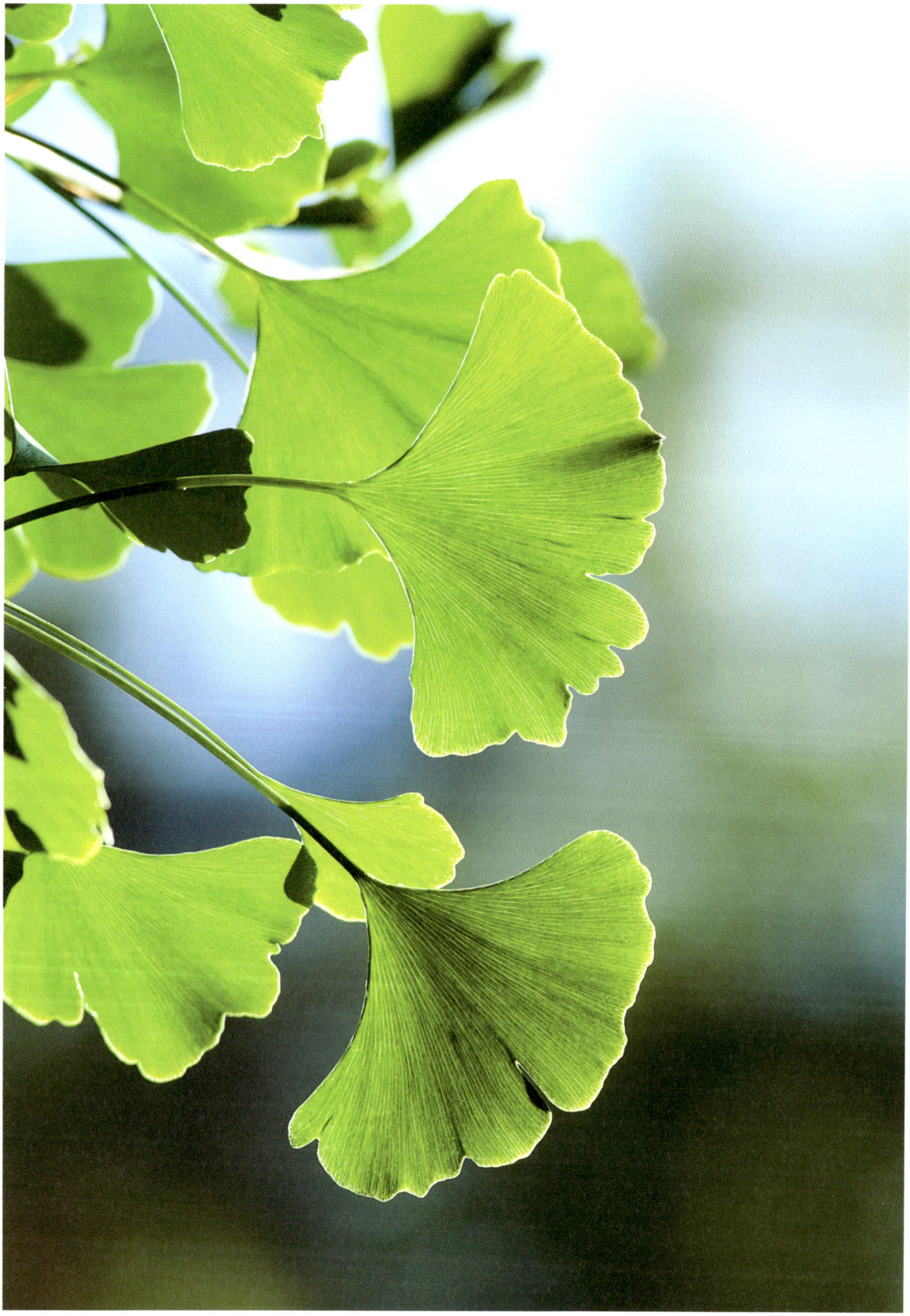

Ginkgo

Ginkgo biloba

Hauptindikationen:

- **Konzentrationsstörungen**
- **Durchblutungsstörungen (wie Schwindel, Ohrensausen / Tinnitus, Schaufensterkrankheit / PAVK)**

Bereits vor 250 Millionen Jahren gab es Ginkgo. Er überlebte die Eiszeiten, zwar nicht in Europa, doch in China und Japan, und gilt deshalb als „lebendes Fossil". Ginkgo ist eine Pflanze voller Besonderheiten: Er sieht aus wie ein Laubbaum, gehört botanisch gesehen jedoch zu den Nadelhölzern. Das erste Grün, das nach dem Atombombenabwurf auf Hiroshima 1945 austrieb, stammte angeblich von einem Ginkgobaum.

Seit Jahrtausenden ist Ginkgo in China und Japan als Tempelbaum und Heilpflanze bekannt. Seit dem 18. Jahrhundert wächst das Fossil wieder in Europa – angepflanzt in Gärten und Parks. Goethe schrieb ein Gedicht über Ginkgo, Künstler nahmen die fächerförmigen Blätter als Vorlage für Schmuckstücke. In Weimar gibt es ein ganzes Museum, das sich dieser Pflanze widmet.

Verwendung von: Wurzel

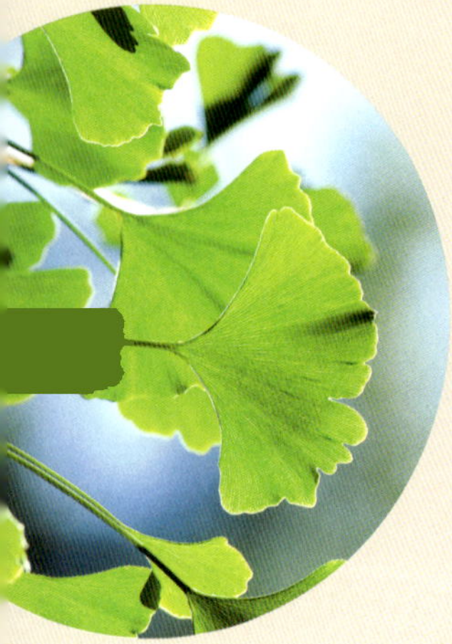

Wie sieht Ginkgo aus und wo kommt die Heilpflanze vor?

Ginkgo ist ein Baum, der bis zu 30 Meter hoch wird. Die Blätter sehen fächerförmig aus und sind meist gelappt. Sie werden von gabeligen Blattnerven durchzogen. In den Blattachseln männlicher Bäume sitzen kätzchenförmige Blüten. Weibliche Bäume tragen die Samenanlagen. Später im Jahr, etwa im Herbst, bilden sich pflaumengroße, gelbliche Samen aus.

Die Blütezeit von Ginkgo ist von April bis Mai.

Wo kommt die Heilpflanze vor?

Beheimatet ist Ginkgo in China und Japan, in Europa kommt er angepflanzt in Parks und Gärten vor. Während Ginkgoblätter nur nach aufwendiger Verarbeitung genutzt werden können, schätzen die Menschen in Südostasien auch die Samen. Sie schälen sie aus den aprikosenähnlichen Früchten, rösten sie und essen sie als Knabberei, ähnlich wie Pinienkerne.

Welche Pflanzenteile und Inhaltsstoffe werden verwendet?

Die wirksamen Inhaltsstoffe befinden sich in den Ginkgoblättern. Sie enthalten 0,02 bis 0,2 Prozent sogenannter Diterpene, die vorwiegend aus den Ginkgoliden A, B und C bestehen. Daneben kommen zu 0,02 bis 0,06 Prozent Sesquiterpene vor, darunter vor allem die Substanz Bilobalid. Darüber hinaus beinhalten die Blätter Flavonoide, zu denen die Stoffe Kämpferol und Quercetin sowie Ginkgolsäuren gehören.

Was bewirken die Inhaltsstoffe?

Für die Wirkungen von Ginkgo ist wohl das Zusammenwirken von Flavonoiden, Ginkgoliden und Terpenen verantwortlich. Dieses Substanzgemisch weist zumindest in Laborversuchen zahlreiche Effekte auf: Es schützt Nervenzellen vor schädlichen Einflüssen und unterstützt die Funktion bestimmter Botenstoffe im Gehirn, die Gedächtnis und Lernen beeinflussen. Zudem greifen die Stoffe hemmend in die Blutgerinnung ein, verbessern die Fließeigenschaften des Blutes und fangen freie Radikale ein.

Aus diesen Gründen vermuten Forscher, dass Ginkgo hilft, wenn die geistige Fitness nachlässt, wenn man sich schlecht konzentrieren kann oder das Lernen schwerfällt. Auch Krankheiten, bei denen Durchblutungsstörungen eine Rolle spielen, könnte Ginkgo positiv beeinflussen – zum Beispiel Schwindel, Ohrensausen (Tinnitus) und die Schaufensterkrankheit (PAVK).

Da Studien zu unterschiedlichen Ergebnissen kommen, lässt sich derzeit nicht sicher sagen, ob Ginkgo tatsächlich das Gedächtnis beeinflusst. In manchen Untersuchungen kam heraus, dass Zubereitungen aus den Blättern eine Alzheimer-Demenz verlangsamen können. Laut Leitlinie kann Ginkgo-Spezialextrakt Menschen mit Demenz helfen, den Alltag aktiver zu bewältigen. Andere Studien kommen zu dem Schluss, dass die Gedächtnisleistung nicht verbessert wird – zumindest nicht bei Gesunden. Auch ob Ginkgo bei Tinnitus oder Schwindel helfen kann, ist noch nicht sicher bewiesen, da sich die Studien ebenfalls widersprechen.

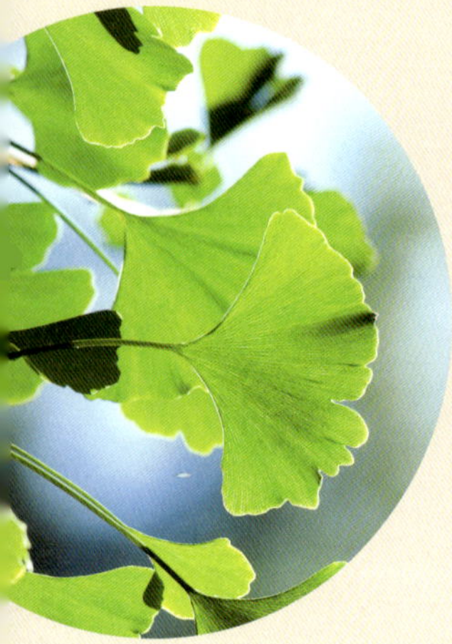

Als innere Anwendungen

Aus einem Ginkgoblätter-Tee werden die wirksamen Stoffe nur unzureichend herausgelöst. Um eine Wirkung zu erzielen, müssen die aktiven Substanzen in Extraktform gewonnen werden. Außerdem können im Tee sogenannte Ginkgolsäuren vorkommen, die als bedenklich gelten (siehe Hinweise).

Als äußere Anwendungen

Ginkgo wird nicht äußerlich angewendet.

Apotheken Umschau

Wie ist Ginkgo in der Apotheke erhältlich?

Sie können Ginkgo als Dragees bei Konzentrationsstörungen und Durchblutungsstörungen kaufen. Auch in Form von Tabletten oder als Kapseln hilft die Heilpflanze bei Beschwerden dieser Art.

Wichtige Hinweise:

Ginkgopräparate wirken nicht sofort, sondern erst nach mehrwöchiger Einnahme.

Ginkgo kann Nebenwirkungen hervorrufen: Manche Menschen bekommen Magen-Darm-Beschwerden oder Kopfschmerzen auf das pflanzliche Mittel. In Ginkgoblätter-Tees können Ginkgolsäuren enthalten sein, und zwar in sehr unterschiedlichen Mengen. Diese Säuren können wohl Allergien auslösen und möglicherweise das Erbgut verändern. In pharmazeutischen Zubereitungen wird der zulässige Gehalt an Ginkgolsäuren deshalb beschränkt.

Wer gerinnungshemmende Medikamente einnimmt, sollte Ginkgo nur in Absprache mit dem Arzt anwenden. Denn die Heilpflanze kann den Effekt der Blutgerinnungshemmer verstärken. Auch wer operiert werden muss, sollte Ginkgo vorher absetzen.

Schwangere sollten auf Ginkgo verzichten.

Tipp: Lassen Sie sich zu Dosierung, Anwendung und unerwünschten Effekten der Heilpflanze in der Apotheke beraten.

Ginkgo kann zu Nebenwirkungen wie Magen-Darm-Beschwerden oder Kopfschmerzen führen.

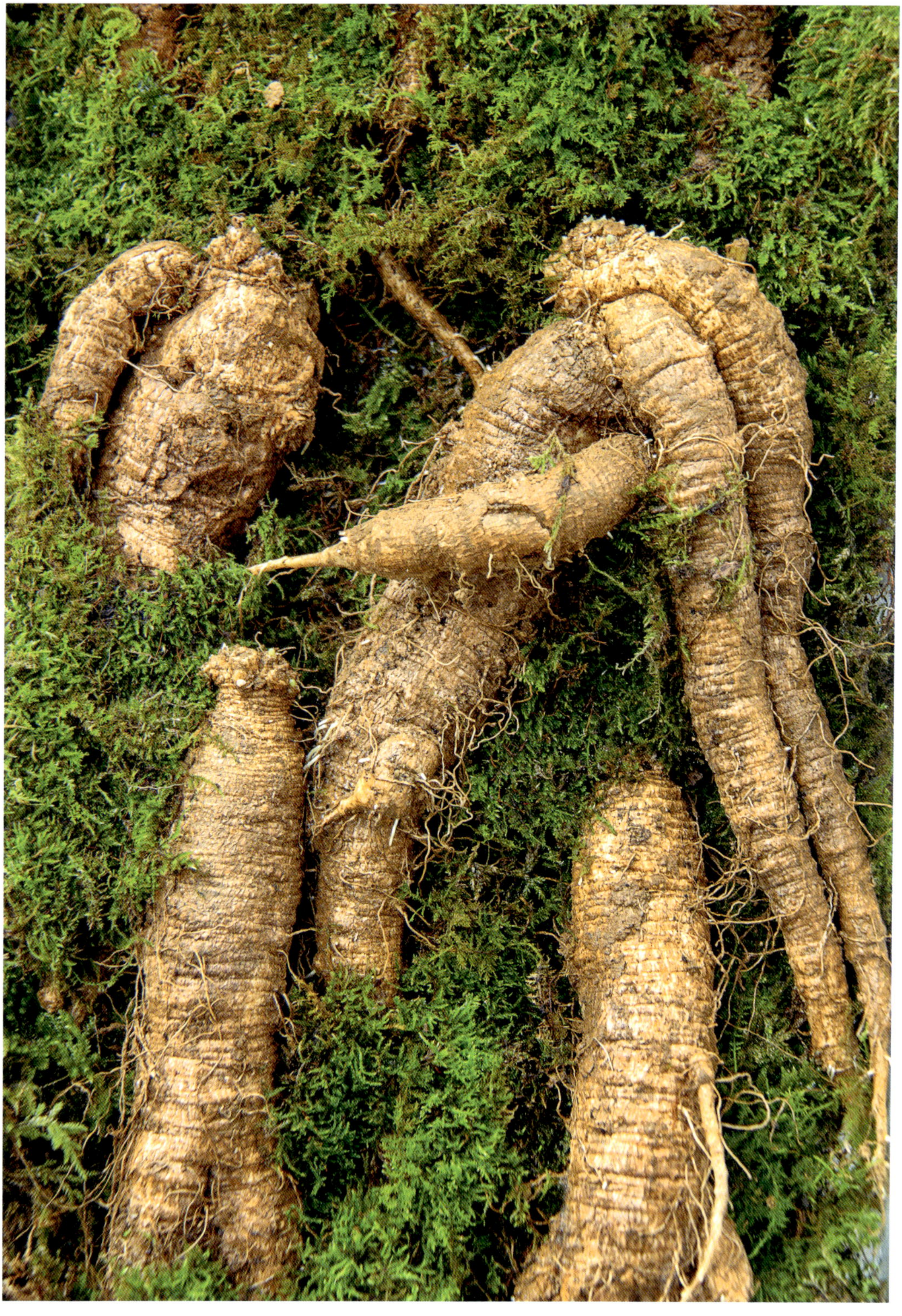

Ginseng

Panax ginseng

Hauptindikationen:

- **Erschöpfung**
- **Stresssymptome**

In der Traditionellen Chinesischen Medizin ist Ginseng schon seit über 2000 Jahren als Heilmittel bekannt. Früher waren Ginsengwurzeln äußerst kostbar, sogar wertvoller als Gold. In der chinesischen Sprache heißt Ginseng „Jen Shen“, was so viel wie „Menschenwurzel“ bedeutet. Der Name rührt wohl daher, dass die Knollen – mit etwas Fantasie – dem menschlichen Körper ähnlich sehen. In Europa ist Ginseng seit dem 17. Jahrhundert bekannt, der Boom als Heilpflanze begann jedoch erst im 20. Jahrhundert.

Verwendung von: Wurzel

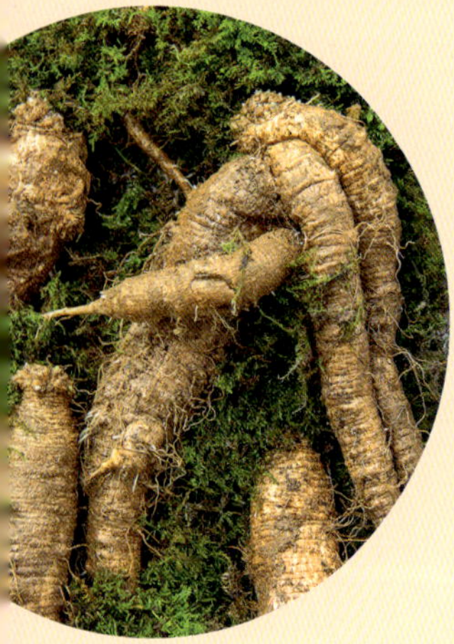

Wie sieht Ginseng aus?

Ginseng wird bis zu 80 Zentimeter hoch und trägt am Stängel lang gestielte, handförmige Blätter. Die gelblich weißen Blüten sehen eher unscheinbar aus und ordnen sich zu mehreren in Dolden an. Die Wurzel sieht zylinderförmig aus und besitzt zahlreiche Nebenäste. Sie ist 8 bis 12 Zentimeter lang und gut 2 Zentimeter dick. Die Rinde weist eine hellgelbe bis hellbraune Farbe auf, das Innere der Wurzel ist weiß bis gelblich gefärbt.

Ginseng gehört zu den Araliengewächsen und ist daher mit Efeu verwandt.

Wo kommt die Heilpflanze vor?

Die Pflanze stammt ursprünglich aus Gebirgswäldern Ostasiens, wo sie an schattigen Hängen gedeiht. Angebaut wird Ginseng vor allem in Korea, aber auch in Japan und im Nordosten Chinas.

Wilder Ginseng war aufgrund seiner Beliebtheit schon fast ausgerottet und ist heute streng geschützt. Was in deutschen Apotheken verkauft wird, stammt aus kontrolliertem Anbau. Der Gehalt an Inhaltsstoffen ist Wildpflanzen absolut ebenbürtig. Dass in China für illegal gesammelten wilden Ginseng horrende Preise gezahlt werden, zeigt, dass der Glaube manchmal stärker ist als die Wissenschaft.

Welche Pflanzenteile und Inhaltsstoffe werden verwendet?

Als Arznei kommt die Wurzel zum Einsatz. Sie besteht zu 2 bis 3 Prozent aus sogenannten Triterpensaponinen, zu denen die Ginsenoside zählen. 25 verschiedene Ginsenosid-Verbindungen sind derzeit bekannt. Daneben finden sich in den Wurzeln kleine Mengen ätherisches Öl, Peptidoglykane und Polyacetylene.

Es gibt roten Ginseng und weißen Ginseng. Dabei handelt es sich nicht um verschiedene Arten, sondern um unterschiedliche Verarbeitungsweisen. Weiße Ginsengwurzeln werden direkt getrocknet und behalten ihre natürliche Farbe bei. Rote Ginsengwurzeln entstehen, wenn Sammler die Knollen erst mit Wasserdampf behandeln und anschließend trocknen. Als Medizin wird in Deutschland die weiße Variante genutzt, die in erster Linie aus Korea stammt (koreanischer Ginseng).

Was bewirken die Inhaltsstoffe?

In der fernöstlichen Medizin setzen Ärzte Ginseng gegen vielerlei Beschwerden ein. Die Wurzel gilt als bewährtes Tonikum, welches das Immunsystem stärkt, den Stoffwechsel anregt und den Körper allgemein widerstandsfähiger gegen Stress und andere schädliche Einflüsse macht. Dadurch soll Ginseng Müdigkeit bekämpfen, gegen Erschöpfungszustände helfen und einer Erkältung vorbeugen. Chinesische Mediziner empfehlen die Knollen zudem, um sich nach einer Krankheit wieder zu erholen.

Hierzulande bewerten Wissenschaftler diese Wirkungen unterschiedlich. Viele Studien stammen aus Asien und lassen sich nur schwer auswerten. Es gibt jedoch Labortests, die den Ginsenosiden, ebenso wie anderen Inhaltsstoffen, einige Effekte bescheinigen: Dort wirken einige der Substanzen unter anderem antientzündlich, regen die Abwehrkräfte an und senken den Blutzuckerspiegel. Manche Stoffe verengen die Gefäße und regen dadurch den Kreislauf an. Angeblich soll Ginseng die Potenz steigern. Wissenschaftliche Belege hierfür fehlen.

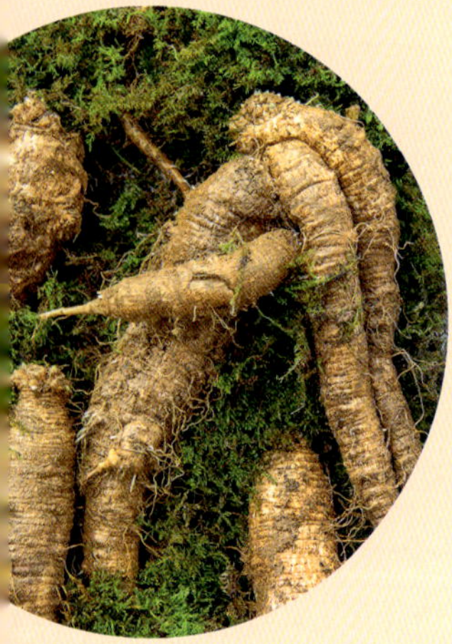

Als innere Anwendungen

Gegen nachlassende Konzentration und Leistungsfähigkeit einen Tee aus Pulver zubereiten. Dafür 3 Mal täglich 1,5 g klein geschnittene Wurzel in eine Tasse geben, mit Wasser übergießen, 10 bis 15 Minuten ziehen lassen. In ein Sieb abgießen und trinken. Auch eine Tinktur oder Kapseln aus der Apotheke können unterstützen.

Als äußere Anwendungen

Ginseng wird nicht äußerlich als Arznei angewendet, findet sich aber in Kosmetika für reife Haut. Ob er die Haut in Cremeform verjüngen kann, ist wissenschaftlich nicht bewiesen.

APOTHEKEN Umschau

Wie ist Ginseng in der Apotheke erhältlich?

Sie können Ginseng als Tinktur bei Erschöpfung und Stresssymptomen kaufen. Auch in Form von Kapseln kann die Heilpflanze bei diesen Beschwerden helfen. Ginseng gibt es darüber hinaus als getrocknete Wurzel zu erwerben.

Bis die Wirkung von Ginseng sich entfaltet, muss man etwas Geduld mitbringen.

Wichtige Hinweise:

Wer Ginseng ausprobieren möchte, sollte sich nicht sofort eine Wirkung erwarten. Erst nach mehreren Wochen stellen sich positive Effekte ein.

Ginseng kann auch Nebenwirkungen hervorrufen. Wer Diabetes oder zu hohen Blutdruck hat, darf Zubereitungen aus Ginseng nur nach Rücksprache mit dem Arzt einnehmen. Hier sollten in jedem Fall Blutzucker- bzw. Blutdruckwerte häufiger kontrolliert werden. Eventuell muss die Dosierung der medikamentösen Therapie verringert werden, falls diese Werte deutlich sinken.

Inhaltsstoffe aus der Wurzel können die Blutgerinnung verändern. Menschen, die gerinnungshemmende Medikamente einnehmen, sollten mit ihrem Arzt klären, ob sie Ginseng anwenden dürfen. Vorsicht: Die Knolle verstärkt die Effekte, die Kaffee und andere koffeinhaltige Getränke im Körper entfalten.

Tipp: Lassen Sie sich zu Dosierung, Anwendung und unerwünschten Effekten der Heilpflanze in der Apotheke beraten.

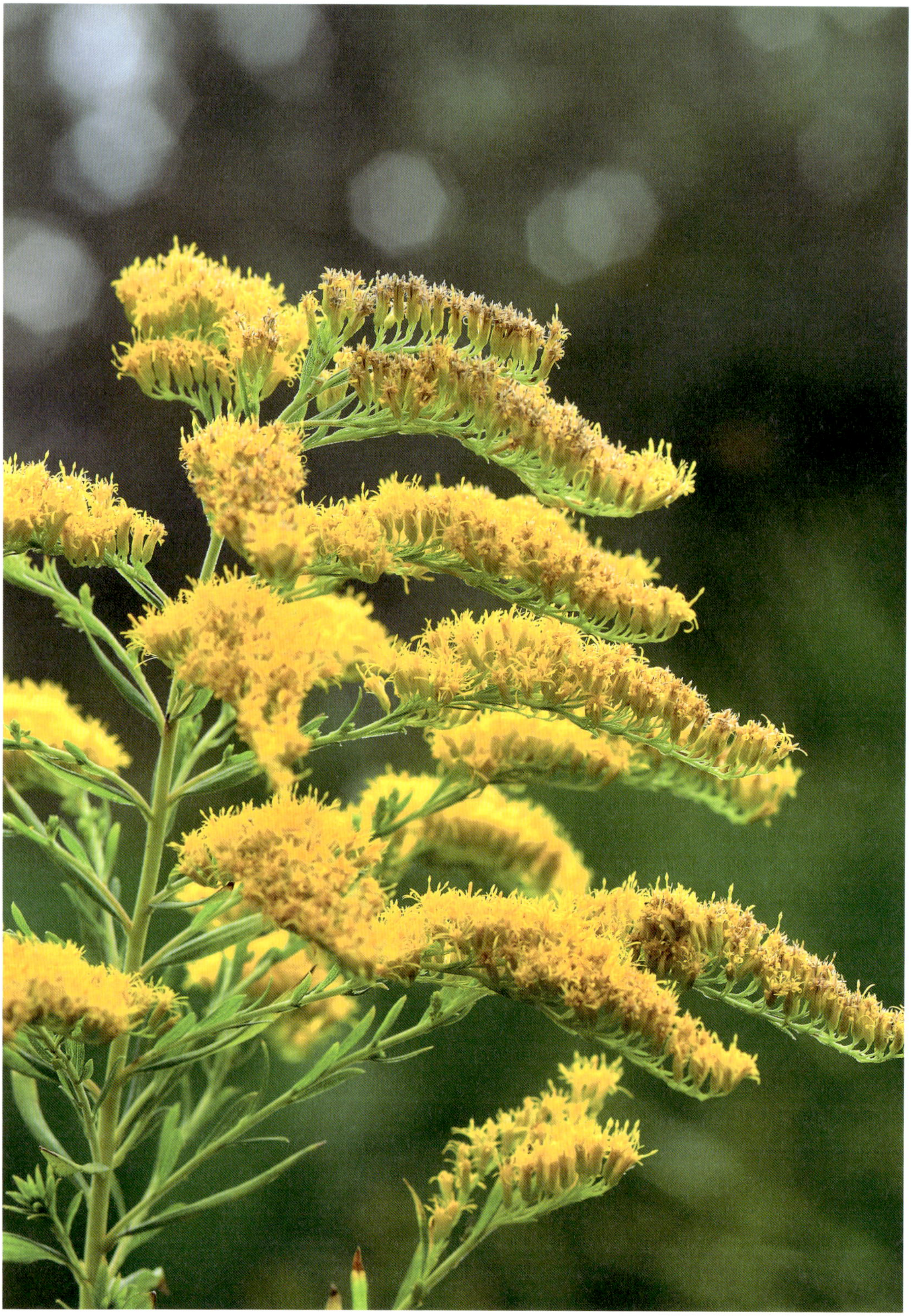

Echte Goldrute
Riesengoldrute

Solidago virgaurea
Solidago gigantea

Hauptindikationen:

- **Harnwegsinfektionen**

Himmelsbrand, Ochsenbrot und Petrusstab – das klingt nach Zauberspruch, doch es handelt sich dabei lediglich um volkstümliche Namen für die Echte Goldrute. Die lateinische Bezeichnung Solidago heißt so viel wie „gesund" und verweist auf die lange Bedeutung als Heilpflanze. So sollen schon die Germanen Goldrute als Wundkraut genutzt haben.

Verwendung von: Blüte, Blatt

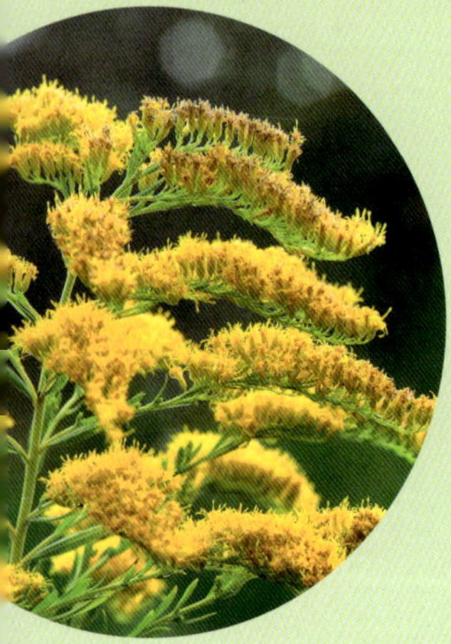

Wie sieht Goldrute aus?

Echte Goldrute kann eine Höhe von einem Meter erreichen und besitzt einen aufrechten, unten kahlen, oben kurz behaarten Stängel. Die wechselständigen Blätter sind am Grund grob gesägt und gestielt, nach oben hin fein gesägt und fast sitzend. In zahlreichen Blütenkörbchen befinden sich kleine gelbe Blüten, die sich traubenförmig anordnen. Die Frucht ist 3 bis 4 Millimeter groß und weist einen Pappus (Haarkranz) auf.

Im Unterschied zur Echten Goldrute wird die Riesengoldrute bis zu 2,50 Meter hoch und besitzt kleinere Blütenkörbchen.

Die Blütezeit der beiden Arten ist von Juli bis Oktober.

Wo kommt die Pflanze vor?

Die Echte Goldrute stammt aus Europa, während die Riesengoldrute in Nordamerika beheimatet ist und in Europa eingebürgert wurde. Beide Arten wachsen an Weg- und Waldrändern sowie auf Kahlschlägen.

Welche Pflanzenteile und Inhaltsstoffe werden verwendet?

Genutzt wird das ganze Kraut, also alle Pflanzenteile außer der Wurzel. Echte Goldrute enthält etwa 1,4 Prozent Flavonoide, vor allem die Substanz Rutosid. Zu 0,2 bis 0,3 Prozent kommen Triterpensaponine vor, die Polygalasäure als Grundgerüst besitzen. Daneben finden sich in der Wurzel ätherisches Öl und sogenannte Phenolglykoside wie Leiocarposid und Virgaureosid.

Riesengoldrutenkraut weist einen höheren Gehalt an Flavonoiden auf – etwa 3,8 Prozent. Hauptsächlich kommt darunter der sekundäre Pflanzenstoff Quercetin vor. Auch die Konzentration an Triterpensaponinen ist mit 0,8 bis 1,9 Prozent höher als bei der Echten Goldrute. Als Grundgerüst kommt hier Bayogenin vor. Ätherisches Öl findet sich ebenfalls, die Phenolglykoside fehlen bei dieser Art.

Was bewirken die Inhaltsstoffe?

Für die Wirkung ist vermutlich nicht eine einzelne Substanz verantwortlich, sondern das Zusammenspiel von Flavonoiden, Triterpensaponinen und Phenolglykosiden. Flavonoide wirken aquaretisch. Das bedeutet, sie regen die Nieren dazu an, mehr Wasser auszuscheiden. Dadurch werden die ableitenden Harnwege (also Harnleiter, Blase und Harnröhre) besser durchspült und Keime ausgeschwemmt. Wichtig: viel trinken!

Zusätzlich wirkt Goldrute antientzündlich, leicht krampflösend und beugt wohl Blasensteinen vor. Diese Effekte konnten Forscher bislang jedoch nur in Laborversuchen nachweisen.

APOTHEKEN Umschau

Wie ist Goldrute in der Apotheke erhältlich?

Sie können Goldrute als Tee bei Harnwegsinfekten kaufen. Auch in Form von Tabletten kann Goldrute bei diesen Beschwerden helfen. Hierfür eignen sich auch Fertigpräparate.

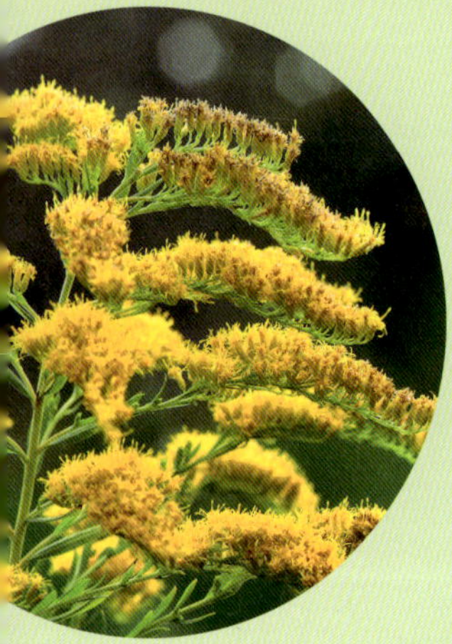

Seit über 700 Jahren ist die Pflanze als Mittel gegen Harnwegsinfekte bekannt.

Als innere Anwendungen

Beide Arten – Echte Goldrute wie Riesengoldrute – können bei leichten Harnwegsinfekten helfen. Kündigt sich eine Blasenentzündung durch klassische Beschwerden (zum Beispiel Brennen beim Wasserlassen) an, eignet sich das Heilkraut als Tee oder in Tablettenform. In Tees kommen beide Goldrutenarten häufig kombiniert vor, ebenso wie andere Kräuter, unter anderem Birkenblätter und Schachtelhalm. In Fertigpräparaten sind die wirksamen Inhaltsstoffe in konzentrierter Form vorhanden.

Wichtig: Bessern sich die Symptome eines Harnwegsinfektes durch das pflanzliche Mittel nach kurzer Zeit nicht, wird ein Arztbesuch unumgänglich!

Als äußere Anwendungen

Goldrute wird nicht äußerlich angewendet.

Wichtige Hinweise:

Wenn Sie unter Wasseransammlungen im Körper (Ödeme) leiden, die durch eine Herzschwäche oder Nierenfunktionsstörung bedingt sind, dürfen Sie Goldrute nicht anwenden. Goldrute kann bei einer Blasenentzündung nur helfen, wenn Sie ausreichend Flüssigkeit trinken. Dann tritt der durchspülende Effekt ein. Trinken ist bei einem Harnwegsinfekt ohnehin wichtig.

Tipp: Lassen Sie sich zu Dosierung, Anwendung und unerwünschten Effekten der Heilpflanze in der Apotheke beraten.

Bei Anwendungen mit Goldrute und generell bei Harnwegsinfektionen sollte viel getrunken werden.

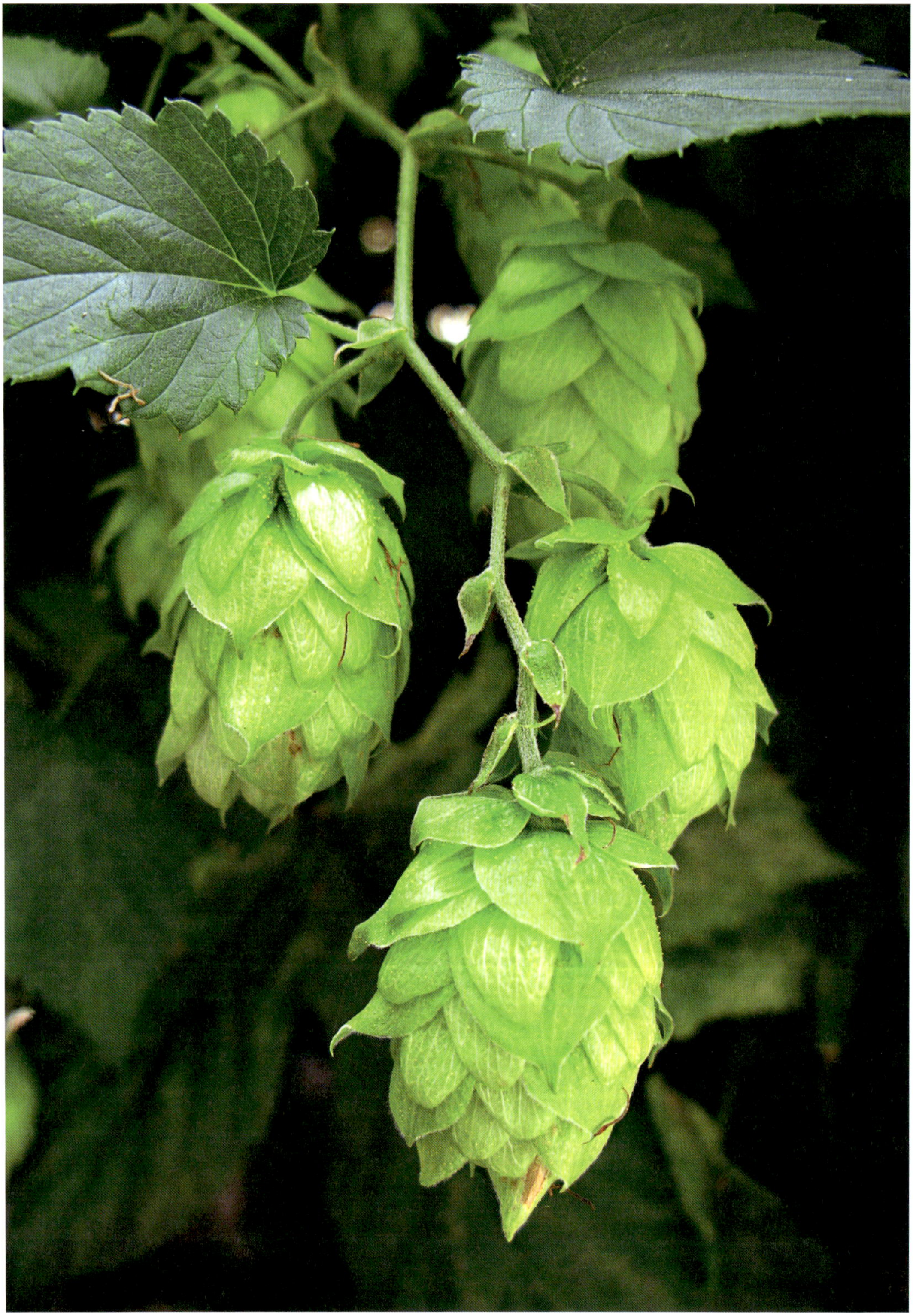

Hopfen

Humulus lupulus

Hauptindikationen:

- **Schlafstörungen**

Nerven

Kopf

Hopfen, Malz, Wasser und Hefe – mit diesen Zutaten stellen Brauereien Bier her. Hopfen sorgt für das leicht bittere Aroma und macht das Getränk haltbar. Hopfen stammt überwiegend aus Deutschland: Die bayerische Hallertau gilt als das größte zusammenhängende Hopfenanbaugebiet der Welt. Dort gedeiht das Gewächs wohl etwa seit dem 8. Jahrhundert. Zu dieser Zeit entdeckten Pflanzenkundige den Hopfen auch als Heilpflanze. Er sollte Leber- und Gallenbeschwerden lindern. Erst seit dem 18. Jahrhundert ist Hopfen als Schlaf- und Nervenmittel bekannt.

Verwendung von: Blüte

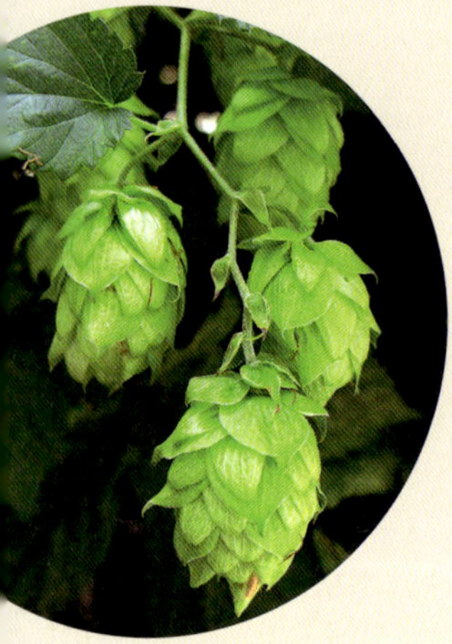

Wie sieht Hopfen aus?

Hopfen ist eine Kletterpflanze, die 3 bis 6 Meter hoch wird. Die auf der Oberseite der Triebe dunkelgrünen Blätter sind gegenständig und lang gestielt. Die männlichen und weiblichen Blüten befinden sich auf verschiedenen Pflanzen. Die männlichen stehen in lockeren, rispenartigen Blütenständen, die weiblichen in zapfenartigen, gestielten.

Die Blütezeit von Hopfen ist von Juli bis August.

Wo kommt die Pflanze vor?

Hopfen ist in den gemäßigten Gebieten Europas und Asiens beheimatet und kommt wild an Ufern und in Auwäldern vor.

Welche Pflanzenteile und Inhaltsstoffe werden verwendet?

Arzneilich wirksam sind die Hopfenzapfen der weiblichen Blüten. Sie enthalten im Hopfenharz Bitterstoffe. Dazu gehören die Substanzen Humulon und Lupulon sowie Bittersäuren. In den Zapfen kommt ätherisches Öl vor, das unter anderem aus den Stoffen Humulen und Caryophyllen zusammengesetzt ist. Außerdem finden sich Flavonoide und Vorstufen bestimmter Pflanzenfarbstoffe (Proanthocyanidine).

Was bewirken die Inhaltsstoffe?

Hopfen wirkt beruhigend und verbessert den Schlaf. Das zeigen zumindest Experimente im Labor. Hopfen-Inhaltsstoffe greifen dabei an verschiedenen Andockstellen im Körper an, die den Schlaf-Wach-Rhythmus steuern. Möglicherweise hat Hopfen einen ähnlichen Effekt wie das körpereigene Schlafhormon Melatonin. In den meisten Studien haben die Teilnehmer eine Kombination aus Hopfen und Baldrian eingenommen. Die beiden Pflanzen ergänzen sich in ihrer schlaffördernden Wirkung. Der Effekt ist mild und tritt nicht sofort ein. Dafür sind bisher auch keine Nebenwirkungen bekannt. Wer Hopfen einnimmt, um seinen Schlaf zu verbessern, muss etwa 2 bis 4 Wochen auf die Wirkung warten.

APOTHEKEN Umschau

Wie ist Hopfen in der Apotheke erhältlich?

Sie können Hopfen als Kapseln, Tee oder als ganze Hopfenzapfen bei Schlafstörungen kaufen.

Wichtige Hinweise:

Sprechen Sie in jedem Fall mit dem Arzt, wenn Sie unter schweren Schlafstörungen leiden bzw. wenn Sie andere Beruhigungs- oder Schlafmittel einnehmen. Auch alkoholische Getränke sollten Sie vermeiden, weil sie die Schlafqualität ungünstig beeinflussen.

Manche Hopfen-Inhaltsstoffe verhalten sich im Körper wohl ähnlich wie das weibliche Sexualhormon Östrogen. Ob sich daraus gesundheitsfördernde Effekte ableiten lassen, ist jedoch nicht bekannt. Ebenso, ob möglicherweise Risiken bestehen.

Tipp: Lassen Sie sich zu Dosierung und Anwendung ausführlich in der Apotheke beraten.

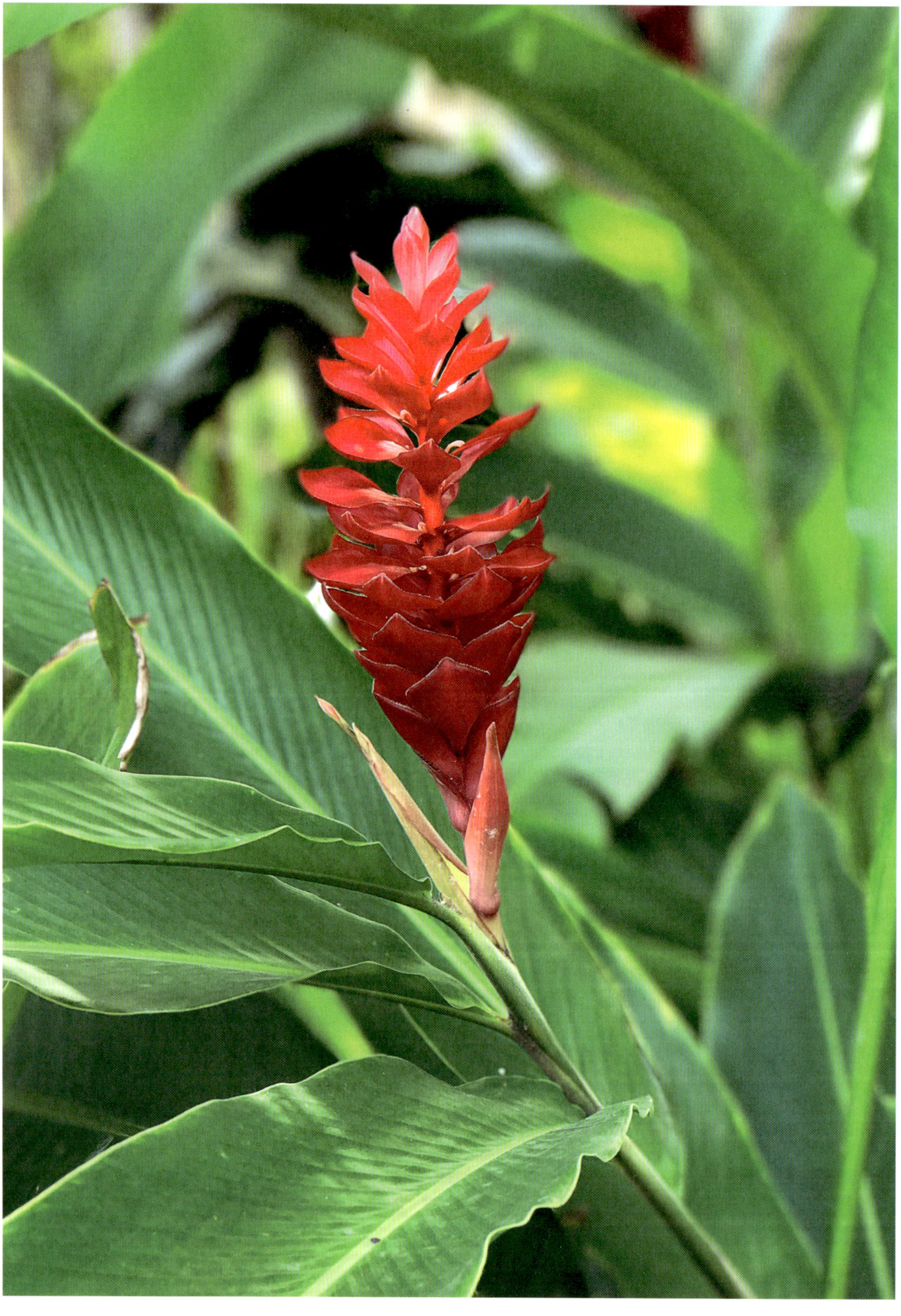

Ingwer

Zingiber officinale

Hauptindikationen:

- **Verdauungsbeschwerden**
- **Übelkeit**
- **Schmerzlinderung**

Arabische Gewürzhändler brachten die Pflanze in das antike Rom, von wo aus sie schließlich im 9. Jahrhundert im deutschen Sprachraum ankam. Im Mittelalter war Ingwer bereits nicht mehr aus der europäischen Küche wegzudenken. Er diente aufgrund seiner Schärfe als Ersatz für Pfeffer. Der deutsche Name für die Wurzel stammt aus dem Mittelindischen.

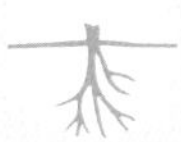

Verwendung von: Wurzel

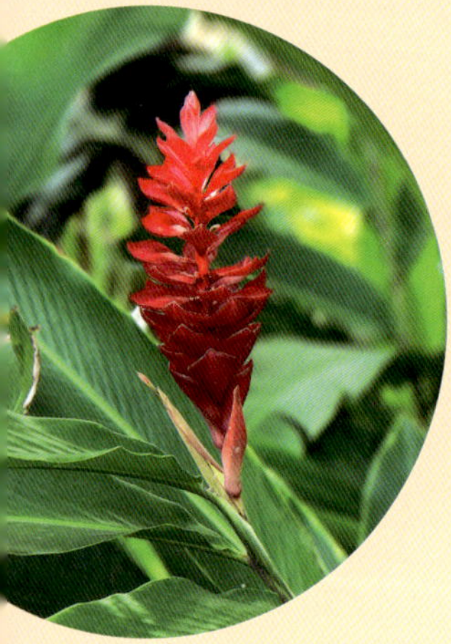

Wie sieht Ingwer aus?

Ingwer ist eine einkeimblättrige, schilfartige Pflanze, deren Staude bis auf über 1 Meter Höhe anwachsen kann. Die gelben Blüten des Ingwers liegen endständig. Der knollenartig verzweigte Wurzelstock (Rhizom), durch dessen Setzen sich die Pflanze vermehrt, wächst in der Erde mit einem Durchmesser von zirka 3 Zentimetern. Im Gegensatz zur beigen bis hellbraunen Außenhaut ist das aromatische Fruchtfleisch hellgelb und leicht faserig.

Neben der frischen Ingwerwurzel kann man das ganze Jahr über getrockneten sowie gemahlenen Ingwer kaufen.

Wo kommt die Pflanze her?

Die Heimat des Ingwers wird auf den pazifischen Inseln vermutet. Angebaut wird er in den Tropen und Subtropen, wobei Indien am meisten produziert, nämlich die Hälfte der gesamten Welternte. Davon wird ein Großteil für den Eigenbedarf verwendet, während China die Nummer eins der Ingwer-exportierenden Länder darstellt.

Welche Pflanzenteile und Inhaltsstoffe werden eingesetzt?

Die gesundheitlich wirksamen Inhaltsstoffe befinden sich im Wurzelstock, dem Rhizom. In diesem kommt ätherisches Öl vor, das unter anderem die Substanzen Zingiberen, Curcumen und beta-Eudesmol enthält. Daneben stecken in der Ingwerwurzel Scharfstoffe, die der Knolle ihren typischen Geschmack verleihen. Dazu zählen die Gingerole und Shogaole.

Was bewirken die Inhaltsstoffe?

Ingwer hat einen bereits seit Langem bekannten, verdauungsfördernden Effekt. Er lindert Blähungen und Völlegefühl.

Inhaltsstoffe aus Ingwer mindern Übelkeit und Brechreiz, wie sie im Flugzeug, auf dem Schiff oder bei einer Autofahrt auftreten. Einige Studien bescheinigen dem Ingwer dabei vergleichbare Effekte wie chemische Mittel gegen Erbrechen. Wie die Knolle genau wirkt, ist noch nicht ganz bekannt. Vermutlich docken die Inhaltsstoffe an Rezeptoren im Magen-Darm-Trakt an, über die Übelkeit und Brechreiz ausgelöst werden, den sogenannten 5-HT3-Rezeptoren. Daran bindet auch der körpereigene Botenstoff Serotonin.

Studien zeigen, dass es Krebspatienten während der Chemotherapie weniger übel wird, wenn sie neben chemischen Mitteln gegen Brechreiz Ingwer einnehmen. Allerdings ist die Datenlage zu diesem Thema noch nicht eindeutig und Sie sollten dies vorher unbedingt mit dem Arzt absprechen.

Ob Ingwer gegen Übelkeit in der Schwangerschaft hilft, ist noch nicht eindeutig geklärt. Studien weisen zwar auf positive Effekte hin. Zugleich diskutieren Experten aber, ob sich Ingwer möglicherweise auch ungünstig auf die Schwangere oder das Ungeborene auswirken kann.

Ingwerinhaltsstoffe helfen vermutlich auf ähnlichem Weg gegen Schmerzen und Entzündungen wie chemische Schmerzmittel. In einer Übersichtsarbeit aus dem Jahr 2015 stellten dänische Forscher fest, dass sich durch Ingwerpräparate Arthroseschmerzen lindern ließen. Allerdings müssen weitere Studien folgen, die das bestätigen.

Essen als Medizin – die Heilkraft des Ingwers lässt sich auch in Speisen einsetzen.

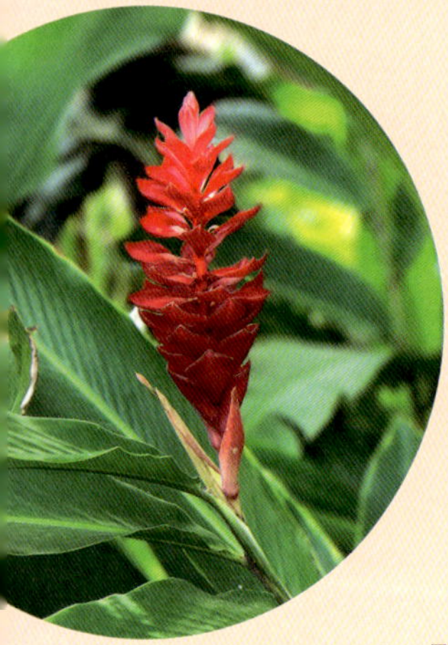

Als innere Anwendungen

Wer einem flauen Gefühl im Bauch vorbeugen möchte, kann Ingwer – zum Beispiel als Tablette, Kapsel oder Tropfen – eine Stunde vor der Reise einnehmen. Dauert diese länger als 4 Stunden, empfiehlt sich unterwegs eine erneute Einnahme.

Schmerzlindernd wirkt Ingwer nur in hoher Dosierung. Der Effekt tritt meistens nicht sofort ein, sondern macht sich erst nach mehrwöchiger Einnahme bemerkbar. Klären Sie die Einnahme mit dem Arzt ab.

Wer möchte und es verträgt, kann gegen leichte Übelkeit auch ein frisch geschältes Ingwerstückchen kauen. Auch über Ingwertee oder entsprechende Zuckerbonbons gelangen die Scharfstoffe in den Körper. Für einen Tee schneiden Sie ein kleines Stück der Knolle ab, schälen es und übergießen es mit kochendem Wasser. Mindestens 5 Minuten ziehen lassen. Alternativ geben Sie eine Messerspitze Ingwerpulver in kochendes Wasser. Wie viele der Scharfstoffe allerdings am Wirkort ankommen, ist nicht bekannt.

Für einen Tee bei Infekten ein dreifingerdickes Stück schälen und in kleine Stücke/Scheiben schneiden. Mit 1 Liter Wasser aufgießen, 10 Minuten abgedeckt ziehen lassen. Dann die Stücke abseihen. Die Flüssigkeit in eine Thermoskanne geben und über den Tag verteilt trinken.

Als stärkenden Drink fürs Immunsystem 100 Gramm Wurzel schälen und würfeln. Mit dem Saft von 3 Zitronen und 100 Gramm Honig in den Mixer füllen und pürieren. Dann 100 Milliliter Wasser hinzugeben. In eine saubere Glasflasche mit Verschluss füllen, im Kühlschrank ist er etwa eine Woche haltbar. Täglich ein Schnapsglas voll zu sich nehmen.

APOTHEKEN Umschau

Wie ist Ingwer in der Apotheke erhältlich?

Sie können Ingwer als Kapseln oder als Pulver bei Übelkeit kaufen. Auch in Form von Tropfen hilft die Heilpflanze bei diesen Beschwerden.

Als äußere Anwendungen

Für einen Ingwerwickel bei Husten und Erkältungen: auf dem Innentuch des Wickels einen Brei aus Ingwermehl verteilen. Hierfür 100 Milliliter lauwarmes Wasser und 4 TL Ingwermehl verrühren. Um die Brust wickeln, darüber ein weiteres Tuch und eine Wolldecke wickeln. 15 Minuten ruhen.

Wichtige Hinweise:

Wer einen empfindlichen Magen hat oder an Gallensteinen leidet, verzichtet auf Ingwer besser. Der Scharfmacher bewirkt, dass mehr Magensäure gebildet wird, was zu Sodbrennen, vermehrtem Aufstoßen und Magenschmerzen führen kann. Ingwer regt zudem möglicherweise den Abfluss von Gallensäuren an.

Verzichten Sie auf Ingwerpräparate, wenn Sie Medikamente einnehmen, die die Blutgerinnung hemmen – dazu gehören rezeptpflichtige Gerinnungshemmer, Acetylsalicylsäure (ASS), aber auch bestimmte Schmerzmittel wie Ibuprofen.

Tipp: Lassen Sie sich zu Dosierung, Anwendung und unerwünschten Effekten der Heilpflanze in der Apotheke beraten.

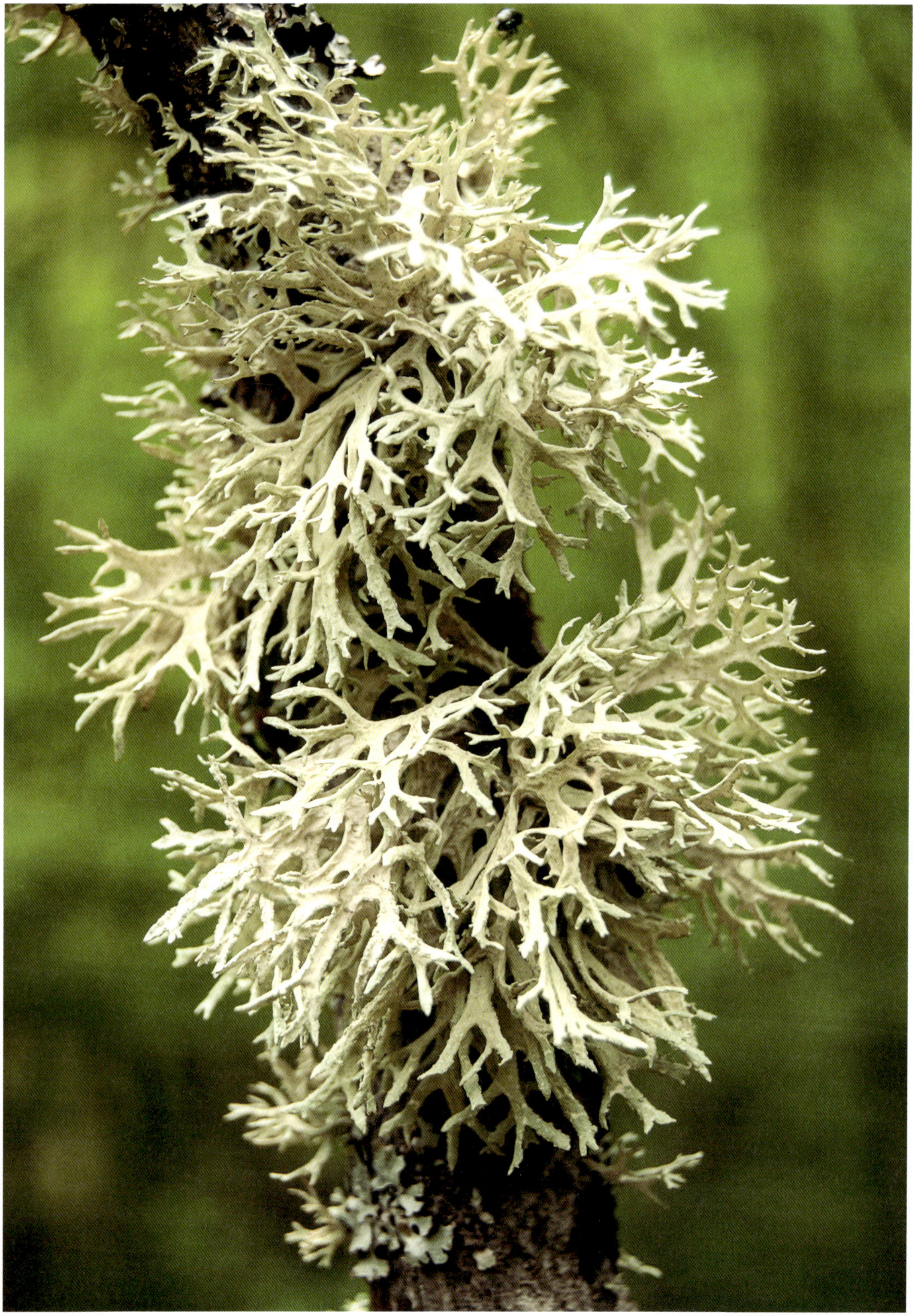

Isländisch Moos

Cetraria islandica

Hauptindikationen:

- **Halsschmerzen**
- **Reizhusten**
- **Entzündungen der Magenschleimhaut**

Isländisches Moos gilt als Delikatesse – jedenfalls unter Rentieren. Ihnen macht das bittere Aroma des Gewächses anscheinend nichts aus. Doch auch in einem isländischen Gericht findet sich das Moos als Zutat: und zwar in der „Fjallagrasasupa“. Durch ein ausgeklügeltes Zubereitungsverfahren entfernen Hobbyköche die Bitterstoffe.

Im 17. Jahrhundert entdeckten Isländer die Flechte als Heilmittel. Kurze Zeit später setzten Heilkundige das isländische Moos in ganz Europa gegen Atemwegskrankheiten und andere Leiden ein.

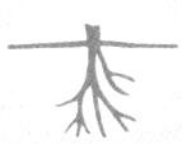

Verwendung von: Wurzel

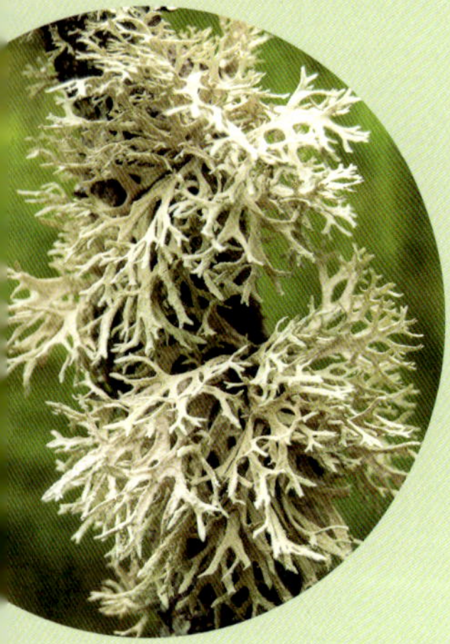

Wie sieht Isländisch Moos aus?

Isländisch Moos ist eine Flechtenart, die 4 bis 12 Zentimeter groß wird. Die Triebe sehen blattähnlich aus, sind jedoch gekrümmt oder röhrenartig eingerollt. An der Oberseite weisen die Triebe eine braune bis braungrüne Farbe auf, auf der Unterseite sind sie weißgrün gefärbt.

Die Flechten entwickeln sich sehr gut an feuchten und kühlen Orten.

Wo kommt die Pflanze vor?

Isländisch Moos wächst nicht nur auf Island, sondern überall im hohen Norden. Es kommt in arktischen Gebieten und gebirgigen Regionen vor und wächst auf Heiden, in Mooren und Nadelwäldern.

Welche Pflanzenteile und Inhaltsstoffe werden verwendet?

Als pflanzliche Arznei kommt der Flechtenkörper (Thallus) zum Einsatz. Er enthält zu mehr als 50 Prozent langkettige Zuckermoleküle, die Schleim bilden. Hauptsächlich setzen sich diese Zuckerketten aus den Substanzen Lichenan und Isolichenan zusammen. Daneben finden sich auch andere Zucker, zum Beispiel Galactomannane und Glucane. Für den bitteren Geschmack von Isländisch Moos sind Flechtensäuren wie die Fumarprotocetrarsäure verantwortlich.

Was bewirken die Inhaltsstoffe?

Die schleimbildenden Zuckerstoffe in Isländisch Moos legen sich wie eine Schutzschicht über die Schleimhaut in Mund, Rachen und Magen. Durch den Film, den sie bilden, beruhigen sie die gereizte Schleimhaut.

Apotheken Umschau

Wie ist Isländisch Moos in der Apotheke erhältlich?

Sie können Isländisch Moos als Lutschpastillen bei Halsschmerzen, Heiserkeit und Reizhusten kaufen.

Als innere Anwendungen

Isländisches Moos kann Halsschmerzen, Heiserkeit und trockenen Reizhusten lindern.

Auch gegen eine entzündete Magenschleimhaut können Zubereitungen aus der Flechte helfen. Laboruntersuchungen haben gezeigt, dass Inhaltsstoffe aus Isländisch Moos das Wachstum von Bakterien hemmen und sich womöglich auch günstig auf das Immunsystem auswirken.

Als äußere Anwendungen

Isländisch Moos wird nicht äußerlich angewendet.

Wichtige Hinweise:

Isländisch Moos war nach dem Reaktorunglück in Tschernobyl radioaktiv belastet. Auch heute ist dies zum Teil noch der Fall. Experten raten daher davon ab, die wild wachsende Flechte zu sammeln. Zubereitungen aus Isländisch Moos, die in Apotheken erhältlich sind, werden dagegen vorab geprüft und gelten als unbedenklich.

Tipp: Lassen Sie sich zu Dosierung, Anwendung und unerwünschten Effekten der Heilpflanze in der Apotheke beraten.

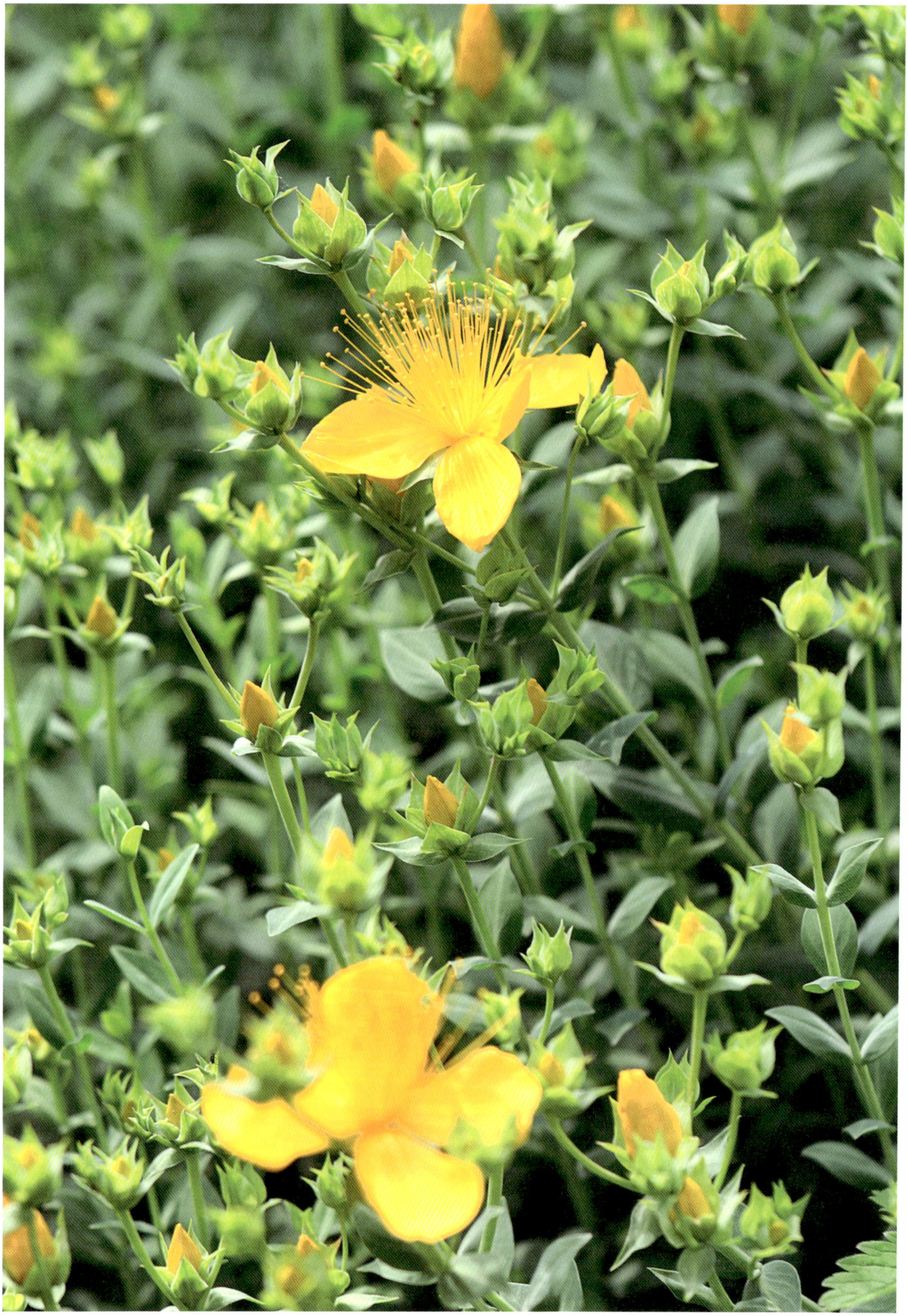

Johanniskraut

Hypericum perforatum

Nerven
Kopf
Haut
Gelenke
Rücken
Muskulatur

Hauptindikationen:

- **Leichte bis mittelschwere Depressionen**
- **Verstauchungen**
- **Prellungen**
- **Leichte Verbrennungen**
- **Muskelschmerzen**
- **Rheuma**
- **Hexenschuss**

Das sonnengelbe Johanniskraut besitzt Blütenblätter, die wie Strahlen aussehen. An Sommertagen leuchtet die Pflanze von den Sommerwiesen – daher verwundert es nicht, dass sie bei Depressionen helfen soll.

Verwendung von: Blüte, Blatt

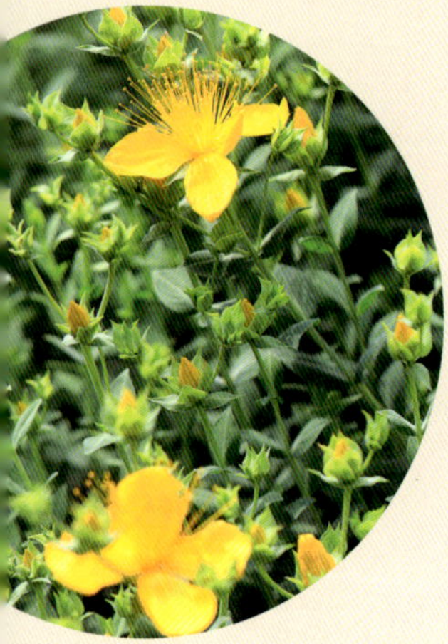

Wie sieht Johanniskraut aus?

Es gibt zahlreiche Johanniskraut-Arten. Als Medizin dient das Tüpfel-Johanniskraut, eine etwa 20 bis 90 Zentimeter hohe Pflanze. Ihre Wurzeln reichen bis tief in die Erde. Die ovalen Blätter sind hell- bis dunkelgrün und ihre Kelchblätter weisen eine goldgelbe Farbe auf.

Die Blütezeit des Johanniskrauts ist Juni bis August.

Wo kommt die Pflanze vor?

Johanniskraut wächst in Wildform in Europa, Asien sowie in nördlichen Teilen Afrikas. Aber auch in Südamerika und Australien findet man sie mittlerweile.

Welche Pflanzenteile und Inhaltsstoffe werden verwendet?

Als Arznei wird das ganze Kraut genutzt, also alle Pflanzenteile außer der Wurzel. Es enthält unter anderem rote Farbstoffe – die Naphthodianthrone –, zu denen die Substanzen Hypericin und Pseudohypericin gehören. Außerdem finden sich sogenannte Phloroglucinderivate in der Pflanze, insbesondere Hyperforin, sowie Flavonoide.

Was bewirken die Inhaltsstoffe?

Johanniskraut ist ein häufig angewandtes pflanzliches Antidepressivum, das die Stimmung aufhellen und nervöse Unruhe lindern kann. Vermutlich sind die Substanzen Hyperforin und Hypericin dafür verantwortlich. Wie genau sie Einfluss auf die Psyche nehmen, ist aber noch nicht ganz klar.

Wie gut Johanniskraut gegen eine depressive Verstimmung wirklich hilft, ist nach wie vor umstritten, da die Studien dazu zu unterschiedlichen Ergebnissen kommen. Dennoch hat sich der Einsatz des Heilkrauts bei einer vorübergehend auftretenden leichten bis mittelschweren Depression etabliert. Bitte klären Sie die Einnahme aber vorher mit dem Arzt ab!

Johanniskrautöl, wegen seiner Farbe auch Rotöl genannt, hat leicht entzündungshemmende Eigenschaften. Es soll kleine Wunden schneller verheilen lassen sowie bei Verstauchungen, Prellungen und leichten Verbrennungen helfen. Einmassiert in die Haut soll es zudem leichte Muskelschmerzen lindern. Diese traditionellen Einsatzgebiete beruhen auf Erfahrungswerten.

APOTHEKEN Umschau

Wie ist Johanniskraut in der Apotheke erhältlich?

Sie können Johanniskraut als Tablette, Kapsel oder auch als Tropfen bei Depressionen kaufen. Für die Behandlung von Durchschlafstörungen ist die Heilpflanze auch als Tinktur erhältlich. Darüber hinaus ist das Öl hilfreich bei Beschwerden wie Rheuma, Hexenschuss, Prellungen, Verstauchungen und Wunden.

Eine Zeit lang gab es sogar Milchprodukte, in denen Johanniskraut enthalten war. Doch zum Johanniskraut aus der Apotheke gibt es keine Alternative. Nicht nur, weil diese Präparate einen definierten Wirkstoffgehalt haben, sondern auch, weil die Beratung in der Apotheke sicherstellt, dass Sie Ihre Verstimmung wirklich auf eigene Faust behandeln können.

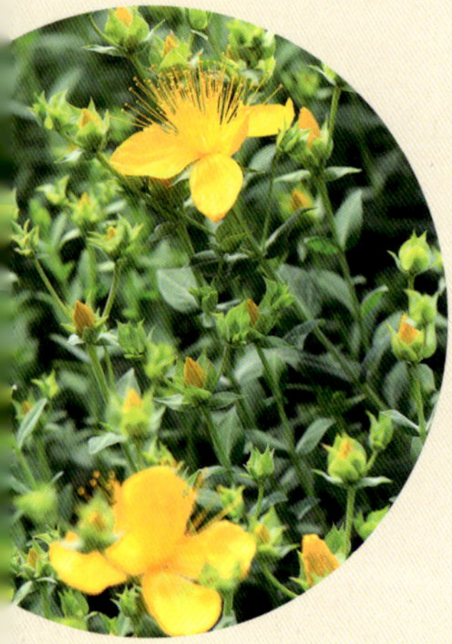

Bis Johanniskraut-Präparate wirken, vergehen einige Wochen.

Als innere Anwendungen

Die Heilpflanze wirkt nicht sofort nach der ersten Gabe auf die Psyche. Mehrere Wochen können vergehen, bis sich ein positiver Effekt zeigt. Außerdem müssen die Präparate ausreichend hoch dosiert werden. In Johanniskraut-Tee kommen die Inhaltsstoffe in zu niedriger Konzentration vor, um eine stimmungsaufhellende Wirkung zu erzielen. Deshalb raten Experten davon ab.

Als äußere Anwendungen

Johanniskrautöl wirkt als Einreibung bei Rheuma und Hexenschuss – das Rotöl ist gebrauchsfertig in der Apotheke erhältlich. Auch bei Verbrennungen, Verstauchungen und Prellungen leistet es gute Dienste.

Die Anwendung von Johanniskraut macht lichtempfindlicher, deshalb besser Vorsicht bei Sonnenbädern.

Wichtige Hinweise:

Johanniskraut kann mit zahlreichen Medikamenten wechselwirken und zu teils gefährlichen Interaktionen führen. Es schwächt die Wirkung der anderen Mittel ab. Dies gilt unter anderem für bestimmte Arzneimittel, die nach einer Organtransplantation die Abstoßungsreaktion verhindern, die gegen HIV/AIDS helfen, die die Blutgerinnung hemmen (zum Beispiel Phenprocoumon), für bestimmte Krebsmittel, Medikamente gegen Herz-Kreislauf-Krankheiten und die Antibabypille. Johanniskraut darf nicht mit anderen Antidepressiva kombiniert werden.

Schwangere und Stillende sollten auf die Einnahme von Johanniskraut verzichten, ebenso Kinder und Jugendliche.

Der Inhaltsstoff Hypericin kann die Haut lichtempfindlicher machen und zu sonnenbrandähnlichen Reaktionen führen, wenn er innerlich angewendet wird. Johanniskraut kann selten zu Magen-Darm-Beschwerden, Hautreaktionen und Müdigkeit führen.

Tipp: Lassen Sie sich zu Dosierung, Anwendung und unerwünschten Effekten der Heilpflanze in der Apotheke beraten.

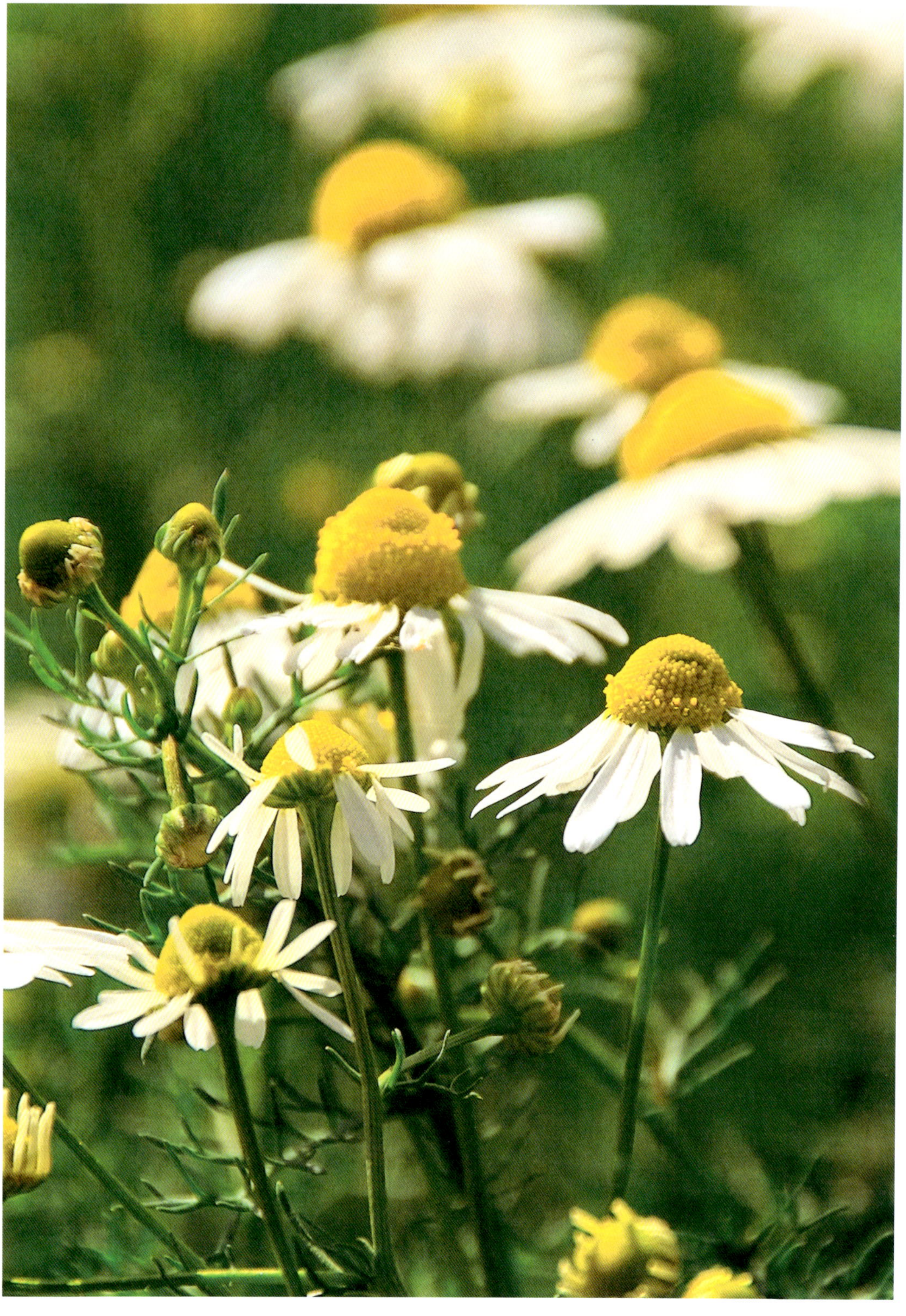

Echte Kamille

Chamomilla recutita / Matricaria recutita

Atemwegsorgane
Verdauungsorgane
Haut

Hauptindikationen:

- **Verdauungsbeschwerden**
- **Halsschmerzen**
- **Zahnfleischentzündungen**
- **Hautprobleme**
- **Hämorriden**

Die Kamille gehört zu den ältesten bekannten Heilpflanzen. So wurde sie schon seit Urzeiten als Tee, Badezusatz und als Umschlag verwendet. Und auch in der heutigen Zeit ist Kamille das Hausmittel schlechthin für Magenbeschwerden und Wunden.

Verwendung von: Blüte

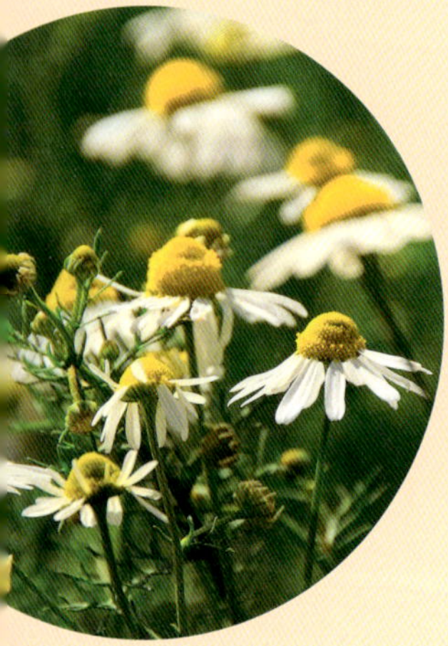

Wie sieht Kamille aus?

Die Kamille ist eine einjährige Pflanze, die bis zu 60 Zentimeter hoch wachsen kann. Die weißen Blütenblätter umgeben das gelbe Innere der Blumen – sie verströmen den charakteristischen Kamillenduft.

Die Blütezeit der Kamille ist von Mai bis August.

Wo wächst die Pflanze?

Die Kamille findet sich auf der ganzen Welt in Wiesen und Feldern. Ursprünglich stammt die Pflanze aus Südeuropa und Zentralasien.

Welche Pflanzenteile und Inhaltsstoffe werden verwendet?

Als pflanzliche Arznei kommen Kamillenblüten zum Einsatz. Sie enthalten zu 0,3 bis 1,5 Prozent ätherisches Öl, das unter anderem aus den Substanzen a-Bisabolol und Matricin besteht. Außerdem finden sich Flavonoide, zum Beispiel die Stoffe Apigenin und Quercetin, sowie Cumarine. Wird das ätherische Öl mittels Wasserdampfdestillation gewonnen, bildet sich die Substanz Chamazulen, die dem Öl seine tiefblaue Farbe verleiht.

Was bewirken die Inhaltsstoffe?

Inhaltsstoffe aus Kamillenblüten entfalten verschiedene Effekte: Sie unterbinden die Wirkung von entzündungsfördernden Stoffen im Körper, sie hemmen das Wachstum von Bakterien, und sie entspannen verkrampfte Muskeln im Magen-Darm-Trakt.

Aufgrund der antientzündlichen, antibakteriellen und krampflösenden Eigenschaften ergeben sich für Zubereitungen aus Kamille diverse Anwendungsgebiete. Als Spülung oder Gurgellösung hilft Kamille, wenn sich das Zahnfleisch entzündet hat oder der Hals gereizt ist, zum Beispiel durch eine Erkältung. Ruft ein Infekt Schnupfen und Husten hervor, lässt sich Kamille inhalieren. In Form von Sitzbädern kann die Heilpflanze Beschwerden abmildern, die von Hämorriden oder Infektionen im Anal- und Genitalbereich ausgelöst werden.

Auch Salben und Cremes enthalten Kamille. Sie können bei bakteriell bedingten Hautproblemen helfen, wie zum Beispiel Akne. Kamillentee lindert Blähungen und Völlegefühl. Ob sich Inhaltsstoffe des Krauts möglicherweise auch gegen das Reizdarmsyndrom oder entzündliche Darmkrankheiten einsetzen lassen, müssen wissenschaftliche Untersuchungen erst zeigen.

Apotheken Umschau

Wie ist Kamille in der Apotheke erhältlich?

Sie können Kamille als getrocknete Blüten und als Tee bei Verdauungsbeschwerden, Entzündungen und Erkältung kaufen. Sowohl als Öl als auch als Tinktur eignet sich die Heilpflanze bei Hautproblemen und Hämorriden. Bei diesen Beschwerden hilft darüber hinaus eine Salbe oder eine Creme, die Sie in der Apotheke erwerben können.

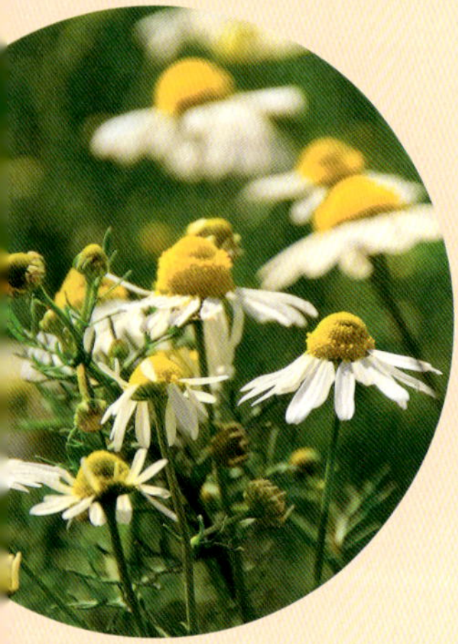

Kamille wird zumeist um die Sommersonnenwende geerntet.

Als innere Anwendungen

Kamille eignet sich als Rollkur bei Magenbeschwerden, dabei 1 bis 2 Tassen Kamillentee zügig trinken. Anschließend sich im Liegen abwechselnd von der linken zur rechten Seite rollen. Für eine Inhalation bei Erkältung 1 Esslöffel getrocknete Blüten mit 250 Milliliter kochendem Wasser übergießen und 10 Minuten mit einem Inhalator aus der Apotheke inhalieren.

Bei Entzündungen im Mund hilft gurgeln. Hierfür 1 bis 5 Gramm getrocknete Blüten mit 100 Milliliter kochendem Wasser aufgießen und 10 Minuten abgedeckt ziehen lassen. Die Lösung in ein Sieb abgießen und mehrmals täglich lauwarm damit gurgeln.

Als äußere Anwendungen

Bei kleinen Wunden oder Ekzemen 30 Tropfen Tinktur in 150 Milliliter warmes Wasser geben. Darin eine sterile Gaze tränken und auf die entsprechende Wunde legen. Dann einen Verband anlegen und etwa eine halbe Stunde einwirken lassen.

Gegen Hämorriden hilft ein Sitzbad. Dafür 25 Gramm Kamillenblüten mit 1 Liter heißem Wasser aufgießen und etwa 10 Minuten ziehen lassen. In ein Sieb abgießen, mit warmem Wasser aufgießen und darin etwa 20 Minuten baden.

Wichtige Hinweise:

Selbst hergestellte Zubereitungen aus Kamillenblüten dürfen Sie nicht am oder im Auge anwenden! Solche Lösungen sind manchmal mit Keimen verunreinigt und können am Auge Infektionen hervorrufen. Außerdem kann es zu einer allergischen Reaktion kommen.

Überhaupt sollten Menschen, die auf Korbblütler allergisch reagieren, Kamille nicht benutzen. Meistens treten solche allergischen Reaktionen – zu denen es nur selten kommt – durch Verunreinigungen mit anderen Kamillenarten auf (zum Beispiel Hundskamille).

Tipp: Lassen Sie sich zu Dosierung und Anwendung in der Apotheke beraten.

Kamille sollte keinesfalls in die Nähe der Augen gelangen.

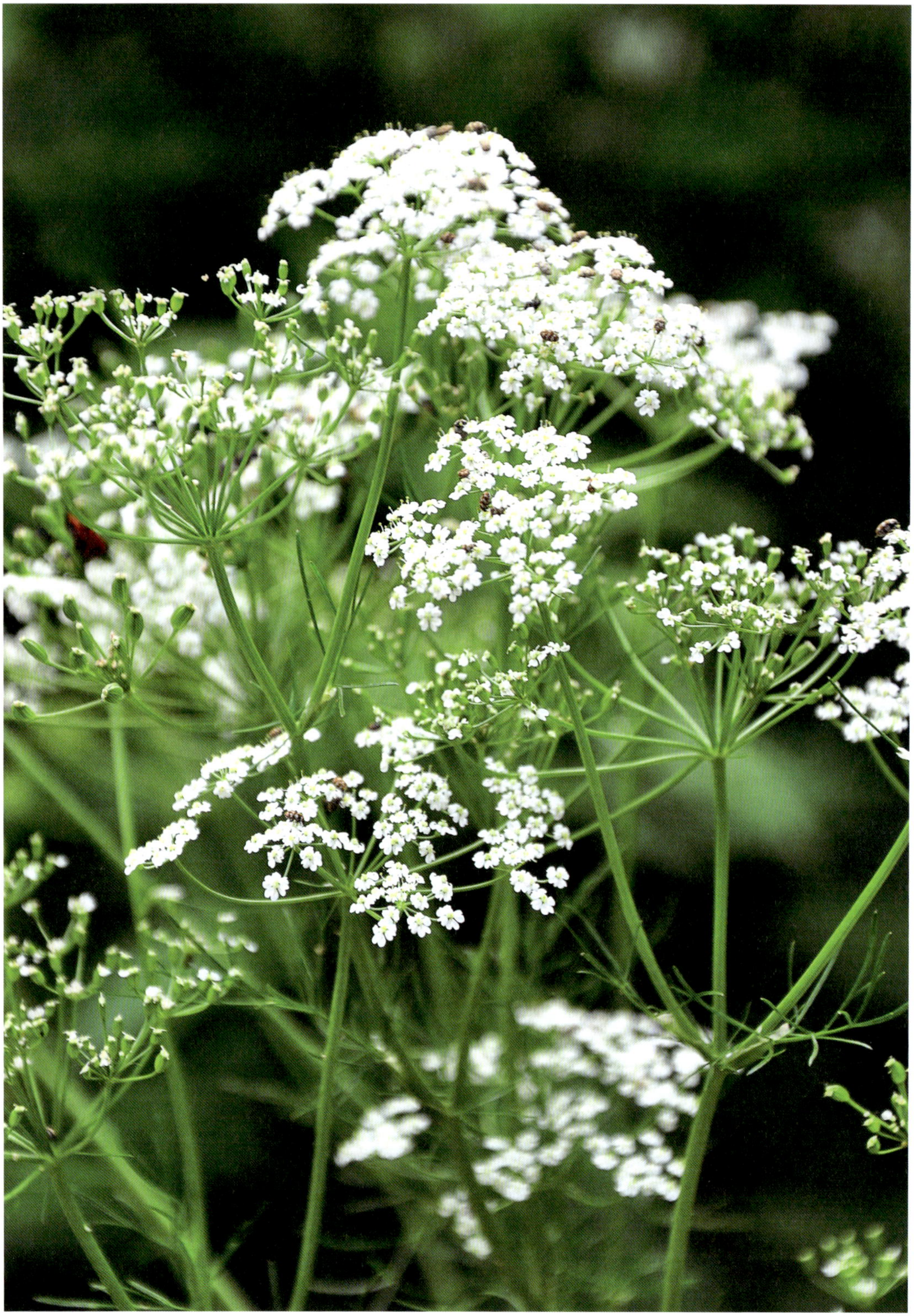

Kümmel

Carum carvi

Hauptindikationen:

- **Blähungen, Bauchkrämpfe, Völlegefühl**

Schon die antiken Ärzte nutzten Kümmel gegen vielerlei Beschwerden. Ob damit tatsächlich die Kümmelsorte „Carum carvi“ gemeint war oder eine andere Kümmelsorte, ist nicht belegt. Fest steht: Die Pflanze half schon damals gegen Verdauungsbeschwerden und wirkte appetitanregend.

Verwendung von: Frucht

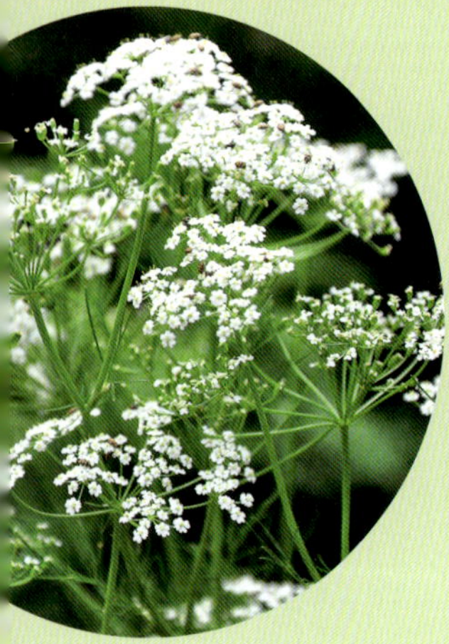

Wie sieht Kümmel aus?

Kümmel ist eine zweijährige Pflanze und besitzt eine Wuchshöhe von 30 bis 80 Zentimeter. Die Blätter sind doppelt gefiedert, die Blüten sind dabei weiß bis rötlich gefärbt.

Die Blütezeit von Kümmel ist von Mai bis Juli.

Wo kommt die Pflanze vor?

Kümmel wächst sowohl in Asien als auch in Europa wild, der für die Naturheilkunde gewonnene Kümmel wird in Deutschland angebaut.

Welche Pflanzenteile und Inhaltsstoffe werden verwendet?

Die wirksamen Inhaltsstoffe stecken in den Kümmelfrüchten. Aus diesen lässt sich das ätherische Öl gewinnen. Kümmelöl enthält reichlich D-Carvon, das für den typischen Geruch verantwortlich ist. Die Früchte beinhalten zudem fettes Öl, Zuckerstoffe und Eiweiße.

Was bewirken die Inhaltsstoffe?

Kümmelfrüchte und das daraus gewonnene Kümmelöl werden traditionell gegen Verdauungsbeschwerden wie Blähungen, Völlegefühl, Blähbauch und leichte Bauchkrämpfe eingesetzt. Bislang fehlen wissenschaftliche Daten, die diese Wirkungen bestätigen. Dennoch gelten die Anwendungsgebiete als plausibel, da viele Menschen schon seit Langem berichten, dass Kümmel ihre Verdauungsbeschwerden lindern kann. Außerdem zeigen zumindest Laborversuche und sehr kleine Studien, dass Kümmelöl die glatte Muskulatur im Magen-Darm-Trakt entspannen kann und damit krampflösend wirkt.

Schon im alten Ägypten schätzte man zur Beruhigung das Aroma des ätherischen Öls.

APOTHEKEN Umschau

Wic ist Kümmel in der Apotheke erhältlich?

Sie können Kümmel als Tee oder auch als Öl bei Verdauungsbeschwerden kaufen. Die Heilpflanze hilft auch als Salbe bei Beschwerden dieser Art.

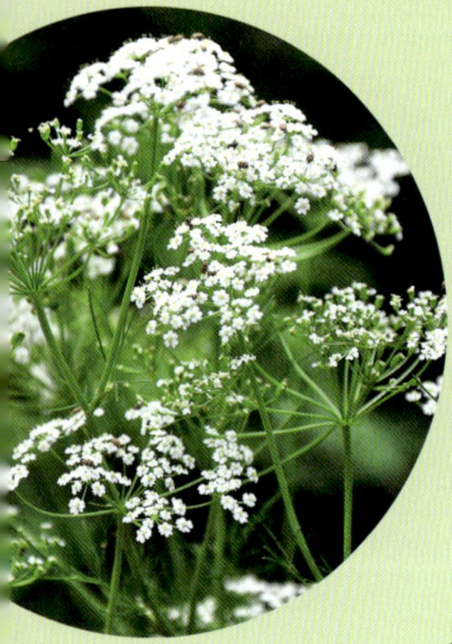

Als innere Anwendung

Kümmelfrüchte stecken in Arzneitees gegen Verdauungsbeschwerden – entweder alleine oder kombiniert mit Fenchel und Anis. Das Öl kommt auch in Fertigarzneimitteln zum Einnehmen vor. Kümmelöl sollte nicht in konzentrierter Form angewendet werden, da dies zu Haut- und Schleimhautreizungen führen kann.

Besondere Vorsicht gilt bei Babys und Kleinkindern. Sie können mit Atemnot reagieren, wenn ein ätherisches Öl in die Nähe von Mund oder Nase kommt (siehe wichtige Hinweise). Fragen Sie Ihren Arzt oder Apotheker nach kindgerechten Zubereitungen und Tees.

Auch Menschen, die an Asthma leiden, müssen mit dem Arzt abklären, ob sie entsprechende Mittel einnehmen dürfen. Inhalieren mit ätherischen Ölen ist für sie tabu, da dies einen Asthmaanfall auslösen kann.

Kümmeltee gibt es entweder als Teebeutel, den Sie mit heißem Wasser übergießen und anschließend einige Minuten ziehen lassen. Decken Sie die Tasse oder das Glas am besten ab, damit das ätherische Öl nicht entweicht. Sie können die getrockneten Kümmelfrüchte auch lose mit heißem Wasser übergießen und zugedeckt ziehen lassen. In diesem Fall können Sie den Kümmel vorab mit einem Mörser oder Löffel leicht anstoßen, also zerreiben. So wird das Öl aus den Früchten besser freigesetzt, wenn der Tee zieht.

Als äußere Anwendung

Es gibt Salben und andere Zubereitungen mit Kümmelöl zum Einreiben im Bauchraum.

Wichtige Hinweise:

Wer Gallen- oder Leberprobleme hat, sollte Kümmel nicht anwenden. Sehr selten kann die Heilpflanze eine allergische Reaktion auslösen.

Ätherische Öle können bei Säuglingen und Kleinkindern gefährliche Atemprobleme auslösen. Hier sollten Sie – wenn überhaupt – nur Präparate verwenden, die ausdrücklich für Säuglinge und Kleinkinder geeignet sind und die Gebrauchsanweisungen strikt beachten. Arzt und Apotheker können dazu beraten.

Kümmelfrüchte sollten nicht selbst gesammelt werden, denn Kümmel sieht den giftigen Schierlingsfrüchten ähnlich.

Tipp: Lassen Sie sich zu Dosierung, Anwendung und unerwünschten Effekten der Heilpflanze in der Apotheke beraten.

Die Heilpflanze gibt es in der Apotheke in Arzneimittelqualität.

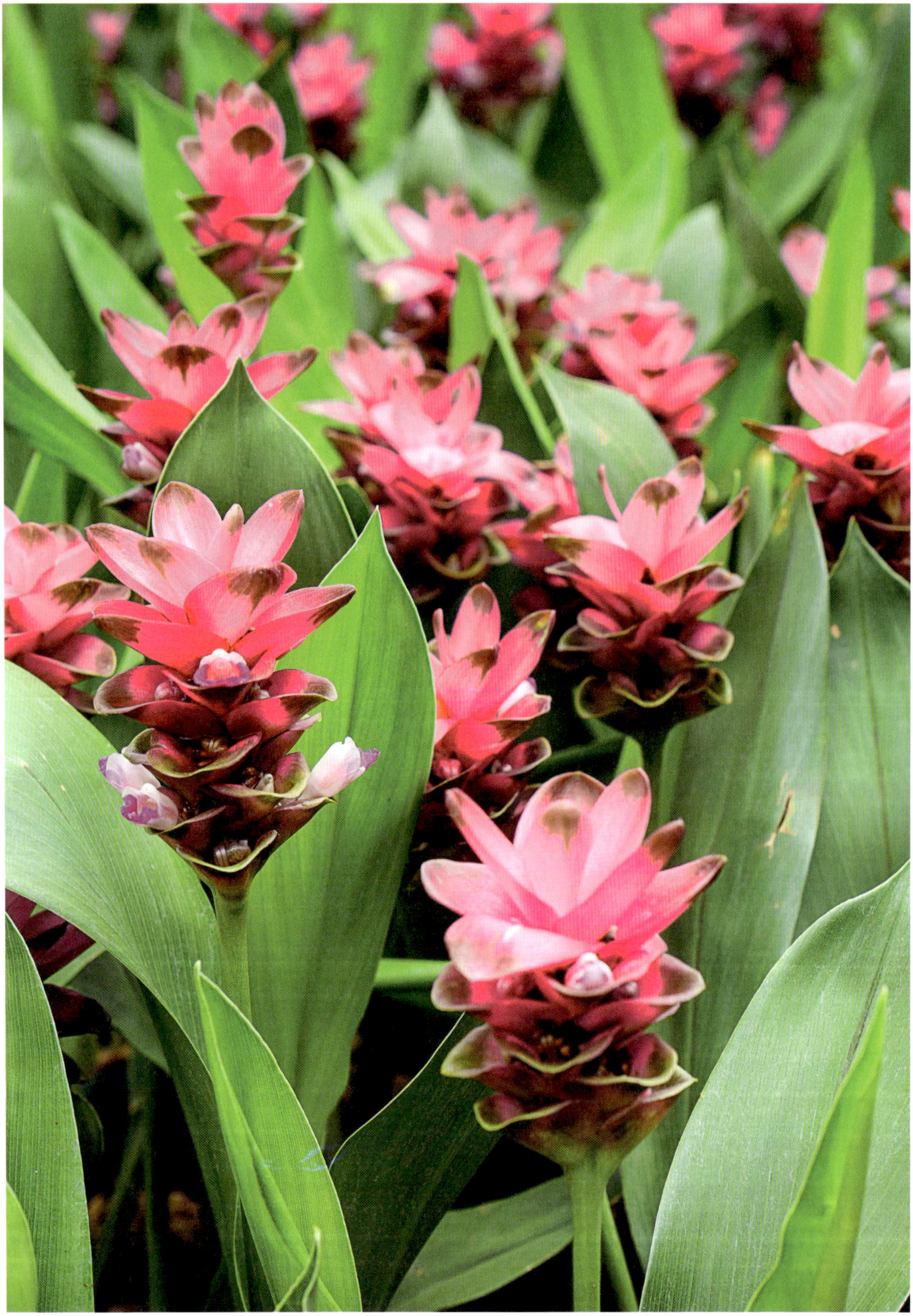

Kurkuma

Curcuma longa

Hauptindikationen:

- **Verdauungsbeschwerden**
- **Entzündliche Erkrankungen wie Colitis ulcerosa**
- **Arthrose**

Kurkuma, auch Gelbwurz genannt, ist vor allem als Gewürz bekannt – und zwar als Hauptbestandteil von Curry. Diese bekannte fernöstliche Mischung verschiedenster Gewürze ist pikant scharf und weist häufig eine gelbliche Farbe auf. Dafür ist Kurkuma verantwortlich.

Verwendung von: Wurzel

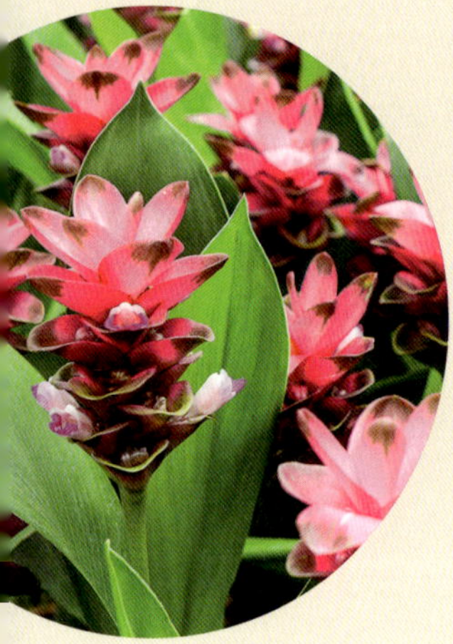

Wie sieht Kurkuma aus?

Kurkuma gehört zu den Ingwergewächsen und ist eine krautige Pflanze – arzneilich genutzt werden dabei die Wurzeln. Die Blätter an den Stängeln können bis zu 1 Meter lang werden. Dort befinden sich rosafarbene Blüten.

Frische Kurkuma verfärbt Hände und Kochutensilien.

Wo wächst die Pflanze?

Kurkuma ist im tropischen Teil Asiens beheimatet und kommt unter anderem aus China und Indien zu uns.

Welche Pflanzenteile und Inhaltsstoffe werden verwendet?

Der Wurzelstock, auch Rhizom genannt, wird als pflanzliche Arznei verwendet. Er enthält Curcuminoide, die der Knolle ihre gelbliche Farbe verleihen. Hauptsächlich kommt dabei Curcumin vor. Daneben findet sich noch ätherisches Öl, das unter anderem aus alpha-Turmeron und Zingiberen besteht.

Was bewirken die Inhaltsstoffe?

Am bekanntesten ist die traditionelle Anwendung der Gewürzpflanze: ihr Einsatz als verdauungsförderndes Mittel. Die Inhaltsstoffe regen wohl unter anderem die Leber dazu an, mehr Gallensäuren auszuschütten. Die binden an Nahrungsfette und machen das Fett verdaulich. Die Gelbwurz kann dadurch Blähungen und Völlegefühl lindern.

Wie Laboruntersuchungen zeigen, wirkt Kurkuma - vor allem das in der Pflanze enthaltene Curcumin - leicht entzündungshemmend. Vermutlich bindet Curcumin an Enzyme, die an Entzündungsvorgängen im Körper beteiligt sind, und blockiert diese. Aus diesen Erkenntnissen lässt sich ein potenzielles Einsatzgebiet ableiten: entzündliche Krankheiten.

Kleine Studien deuten an, dass Kurkumaextrakt in hoher Dosierung den Verlauf und das Auftreten von Schüben bei Colitis ulcerosa günstig beeinflusst. Das ist eine chronisch-entzündliche Darmkrankheit. Die Studienteilnehmer nahmen Kurkuma dabei ergänzend zur Standardtherapie ein.
Ob sich das Heilkraut hierbei bewährt, müssen größer angelegte Studien noch zeigen.

Es gibt auch kleine Analysen zu Arthrose, also Gelenkverschleiß. Möglicherweise mindert Kurkuma Schmerzen und Gelenksteifigkeit, die beispielsweise bei einer Kniearthrose auftreten.

APOTHEKEN Umschau

Wie ist Kurkuma in der Apotheke erhältlich?

Sie können Kurkuma als Kapseln bei Verdauungsbeschwerden kaufen. Die Heilpflanze gibt es darüber hinaus als flüssige Zubereitungen bei Arthrose und entzündlichen Erkrankungen.

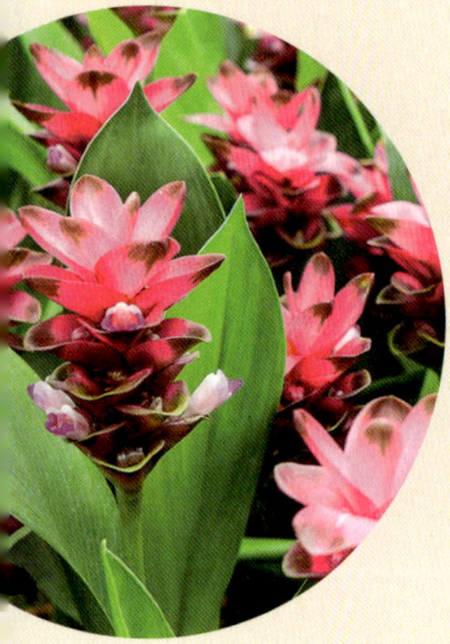

Als innere Anwendungen

Curcumin ist kaum wasserlöslich und wird nur in geringem Maß über den Darm aufgenommen. Aus einem Gelbwurzeltee zum Beispiel wird daher wohl zu wenig Curcumin herausgelöst, um im Körper gesundheitliche Effekte zu erzielen. Gelangt der gelbe Pflanzenstoff in den Organismus, kommt es zu einem weiteren Problem: Er wird über die Leber rasch wieder ausgeschieden. Forscher versuchen, wie man genau diese Nachteile von Curcumin umgehen könnte, indem sie den gelben Farbstoff in spezielle Arzneiformen verpacken.

Küchentipp: Curcumin wird vom Körper etwas besser aufgenommen, wenn das Gericht etwas Fett enthält. Das erreichen Sie zum Beispiel mit einem Esslöffel pflanzlichem Öl oder indischem Ghee (Butterschmalz).

Als äußere Anwendungen

Kurkuma wird nicht äußerlich angewendet.

Frische Kurkuma färbt stark ab, deshalb sollten beim Einsatz Küchenhandschuhe verwendet werden.

Kurkuma kann in manchen Fällen zu Magenbeschwerden führen, wenn viel davon eingenommen wird.

Wichtige Hinweise:

Manche Menschen vertragen Kurkuma in höherer Dosierung nicht gut und bekommen Magenschmerzen. Andere berichten von einem trockenen Mund, Blähungen oder allergischen Hautreaktionen. Wer an Gallensteinen oder Leberkrankheiten leidet, sollte Kurkuma nicht einnehmen.

Möglicherweise kann Kurkuma Wechselwirkungen mit anderen Medikamenten eingehen, zum Beispiel mit bestimmten Krebsmitteln.

Tipp: Lassen Sie sich zu Dosierung, Anwendung und unerwünschten Effekten der Heilpflanze in der Apotheke beraten.

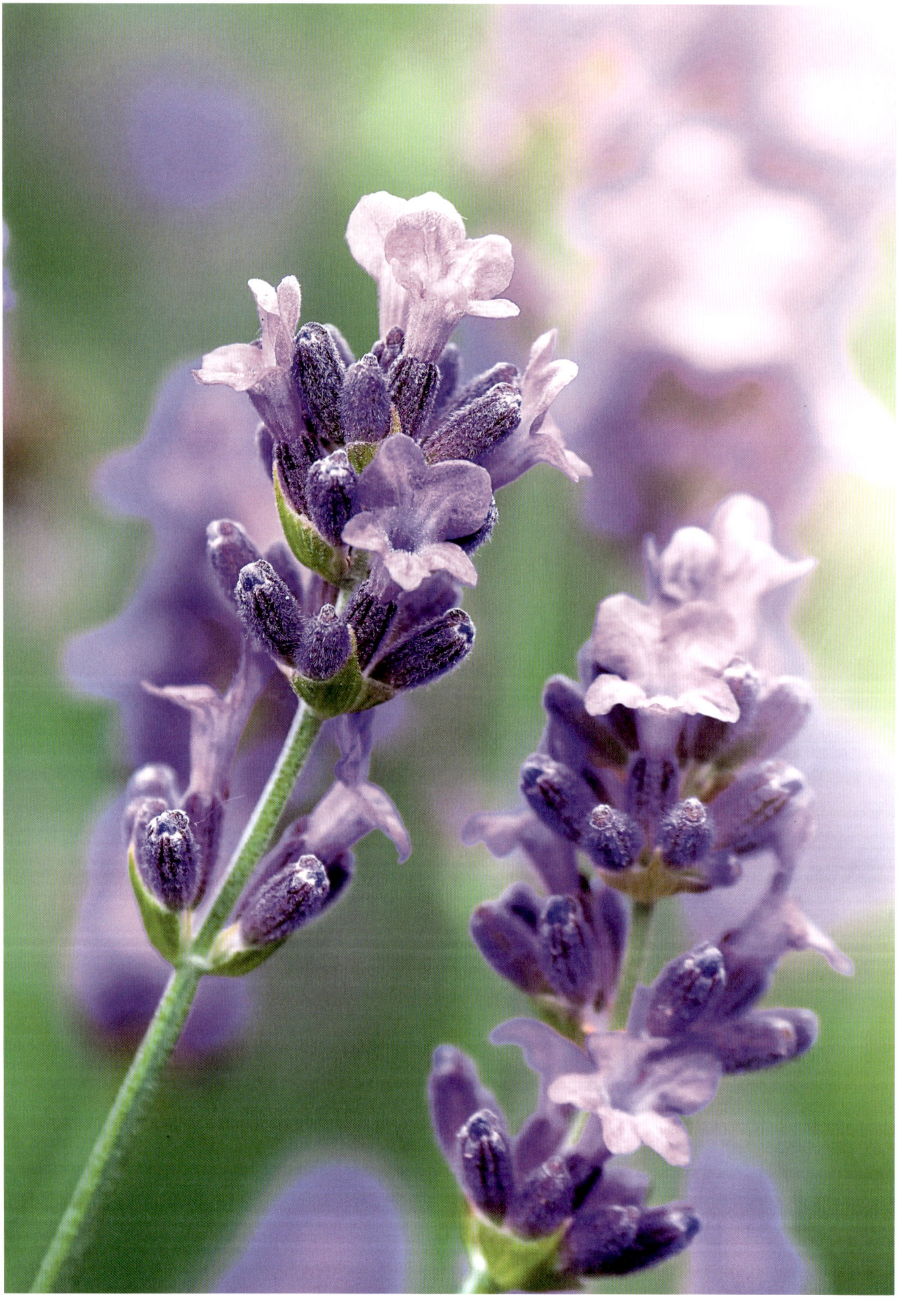

Echter Lavendel

Lavandula angustifolia

Hauptindikationen:

- **Einschlafstörungen**
- **Durchschlafstörungen**
- **Unruhezustände**

Der Name Lavendel stammt wohl vom lateinischen „lavare“, also „waschen“. Denn im antiken Rom dienten die getrockneten Blüten als Bade- und Waschmittelzusatz. Als Heilpflanze wurde der Echte Lavendel erst im 12. Jahrhundert bekannt. Hildegard von Bingen setzte das Kraut gegen Kopfläuse ein. Später galt Lavendel als hilfreich gegen Blähungen, Krämpfe und Angstzustände sowie bei Schlafstörungen.

Verwendung von: Blüte

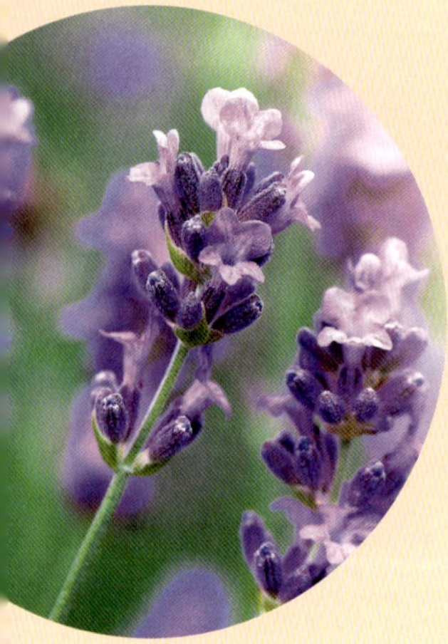

Wie sieht Echter Lavendel aus?

Echter Lavendel ist ein Halbstrauch, der etwa 20 bis 60 Zentimeter hoch wird. Er besitzt zahlreiche verzweigte, teils auch verholzte Stängel. Die graugrün gefärbten Blätter sehen schmal und lanzettlich aus. Lavendel bildet bläulich violette Blüten, die sich in ährenartigen Scheinquirlen anordnen. Sie bestehen jeweils aus einer längeren Ober- und einer kürzeren Unterlippe. Echter Lavendel riecht aromatisch.

Die Blütezeit von Lavendel ist von Juni bis August.

Wo kommt die Pflanze vor?

Lavendel ist im Mittelmeerraum beheimatet und wächst vor allem auf trockenen sonnigen Hängen. In dem milden Mittelmeerklima gedeiht der bläulich violett blühende Strauch bestens.

Welche Pflanzenteile und Inhaltsstoffe werden verwendet?

Die wirksamen Inhaltsstoffe befinden sich in den Lavendelblüten. Sie enthalten zu 1 bis 3 Prozent ätherisches Öl, das sich hauptsächlich aus den beiden Substanzen Linalylacetat und Linalool zusammensetzt. Daneben kommen in den Blüten Gerbstoffe und Flavonoide vor.

Was bewirken die Inhaltsstoffe?

Lavendelöl, insbesondere die darin enthaltenen Substanzen Linalool und Linalylacetat wirken sich positiv auf Schlaf und Psyche aus. Wer schlecht einschläft oder nachts aufwacht, dem kann das Öl helfen. Denn dessen Inhaltsstoffe wirken Studien zufolge beruhigend und schlaffördernd. Zudem gibt es Hinweise, dass Lavendel einen angstlösenden Effekt haben könnte.

Wichtig: Wer Angstzustände bekommt oder unter Schlafstörungen leidet, sollte die Beschwerden unbedingt von einem Arzt abklären lassen. Der kann auch entscheiden, ob sich Lavendel – als Kapsel, als Entspannungsbad oder als reines Öl – für den Betreffenden empfiehlt.

APOTHEKEN Umschau

Wie ist Lavendel in der Apotheke erhältlich?

Sie können Lavendel als getrocknete Blüten bei Schlafstörungen kaufen. Auch als Öl oder als Badezusatz hilft die Heilpflanze bei diesen Beschwerden. Es gibt sie darüber hinaus in Form von Kapseln bei Schlafstörungen und Unruhezuständen.

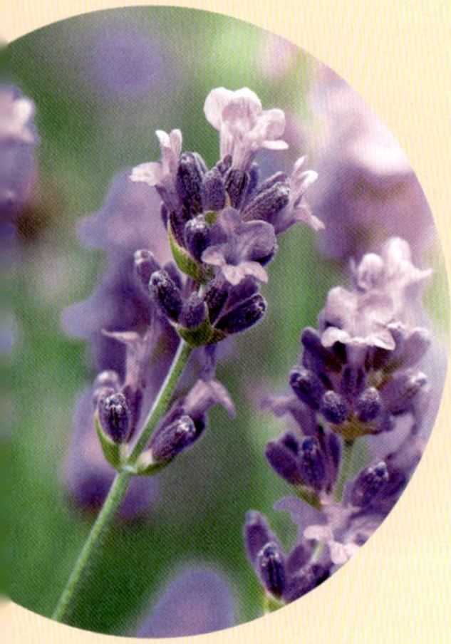

Wer Lavendel in den heimischen Garten pflanzt, profitiert gleich doppelt: Die Pflanze sieht hübsch aus und vertreibt Blattläuse von benachbarten Blumen, zum Beispiel von Rosen.

Als innere Anwendungen

Für einen Tee 1 bis 2 TL getrocknete Lavendelblüten in eine Tasse geben, mit heißem Wasser aufgießen und abgedeckt 10 Minuten ziehen lassen. In ein Sieb abgießen und warm trinken. Bei Unruhezuständen bis dreimal täglich, bei Schlafstörungen abends vor dem Schlafengehen.

Als äußere Anwendungen

Für ein duftendes, entspannendes Ölbad in der Badewanne Wasser mit 35 bis 38 °C einlassen. 100 Milliliter Sahne, 100 Milliliter Mandelöl, 20 Tropfen eines ätherischen Lavendelöls gut vermischen, in die Wanne geben und mit der Hand einrühren. Nach dem Bad die Haut gut abwaschen und die Wanne reinigen. Achtung: Es besteht Rutschgefahr.

Bei Asthma sollte nicht mit Lavendelöl inhaliert werden.

Wichtige Hinweise:

Ätherische Öle reizen in konzentrierter Form Haut und Schleimhaut. Deshalb immer nur verdünnt anwenden!

Wer Krampfadern hat, einen fiebrigen Infekt durchmacht oder an Herz-Kreislauf-Krankheiten leidet, sollte ein Vollbad mit ätherischen Ölen nur nach Absprache mit dem Arzt anwenden.

Menschen mit Asthma können auf ätherische Öle mit Atemproblemen reagieren. Lassen Sie sich in der Apotheke oder beim Arzt beraten, welche Produkte sich eignen.

Ätherische Öle können bei Säuglingen und Kleinkindern gefährliche Atemprobleme auslösen. Hier sollten Sie – wenn überhaupt – nur Präparate verwenden, die ausdrücklich für Säuglinge und Kleinkinder geeignet sind und die Gebrauchsanweisungen strikt beachten. Arzt und Apotheker können dazu beraten.

Lavendel kann, wenn es hochdosiert als Tablette eingenommen wird, Blähungen und Bauchschmerzen hervorrufen. Es gibt zudem Hinweise, dass Lavendelöl – bei längerfristiger Anwendung – östrogene Effekte entfaltet. Letzteres stellten Forscher bislang jedoch nur in Laborversuchen fest.

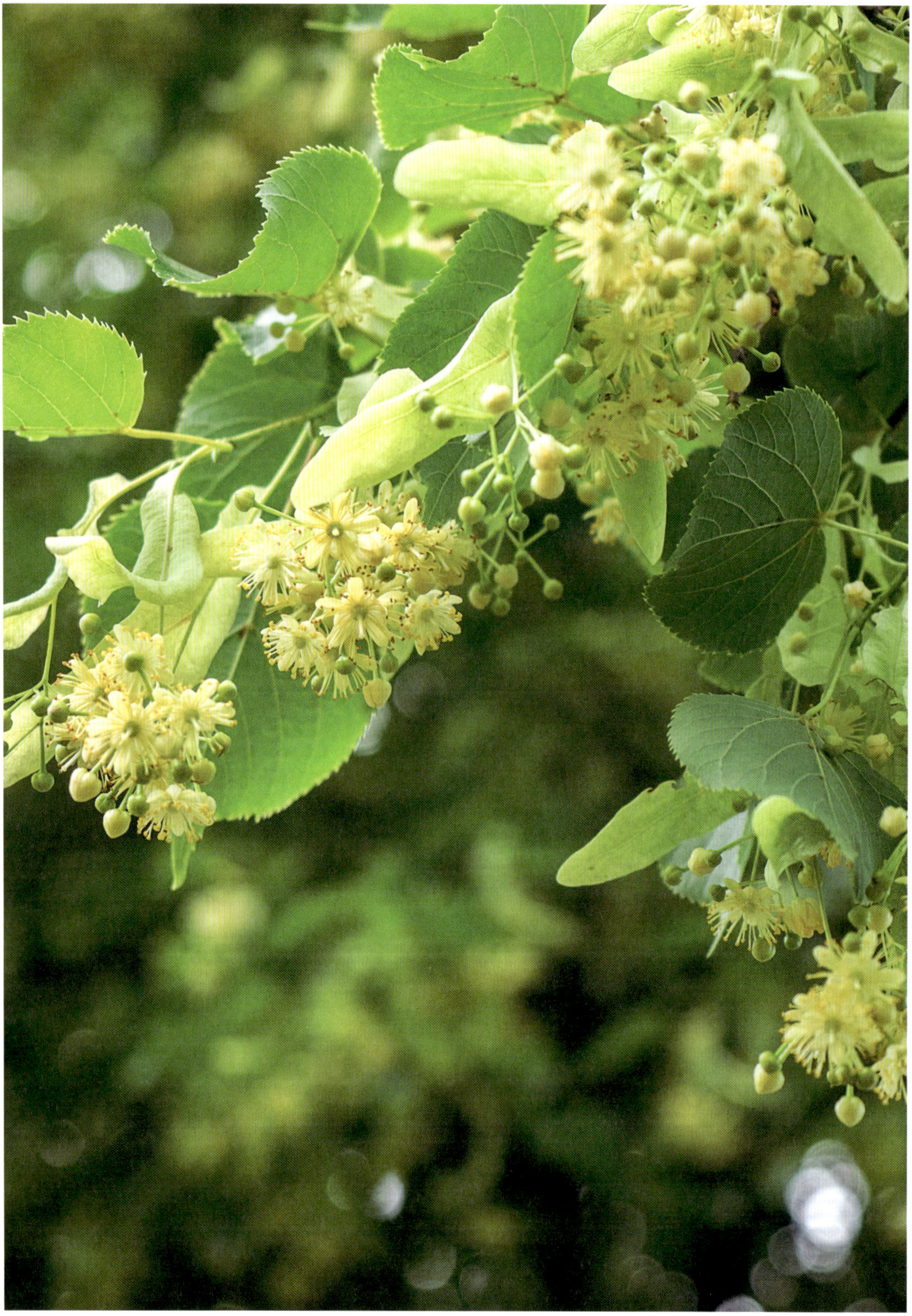

Linde

Tilia cordata
Tilia platyphyllos

Hauptindikationen:

- **Erkältungskrankheiten**
- **Fieber**
- **Trockener Reizhusten**

Während in den alten Schriften wenig über die Linde geschrieben steht, bringt insbesondere Hildegard von Bingen dem Baum große Wertschätzung entgegen – die Linde habe eine wärmende Kraft. Kein Wunder also, dass sie vor allem bei Erkältungen eingesetzt wird.

Verwendung von: Blüte

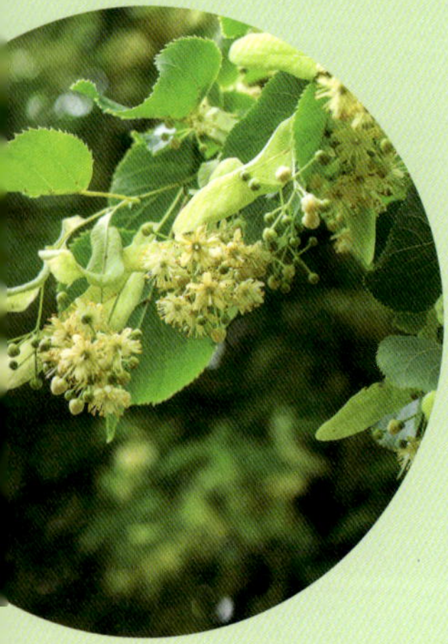

Wie sieht Linde aus?

Die Linde ist ein Laubbaum, der bis zu 30 Meter hoch werden kann. Zwei Lindenarten werden als Arznei genutzt: die Winter- (Tilia cordata) und die Sommerlinde (Tilia platyphyllos). Beide Arten ähneln sich stark, jedoch hat die Winterlinde kleinere Blätter und blüht stärker.

Die Blütezeit der Linde ist Juni und Juli.

Wo kommt die Pflanze vor?

Die Linde wächst in Europa, Asien und China.

Welche Pflanzenteile und Inhaltsstoffe werden verwendet?

Als pflanzliche Medizin kommen die Lindenblüten zum Einsatz. Sie enthalten etwa 1 Prozent Flavonoide – vor allem die Substanzen Quercitrin, Rutin und Astragalin. Außerdem finden sich darin bis zu 10 Prozent Schleimstoffe, vorwiegend sogenannte Arabinogalactane. In geringen Mengen kommt ätherisches Öl vor, das sich unter anderem aus den Stoffen Linalool, Geraniol und Eugenol zusammensetzt.

Was bewirken die Inhaltsstoffe?

Die in Lindenblüten enthaltenen Schleimstoffe können trockenen Reizhusten lindern. Denn wenn sie auf die Schleimhaut in Mund und Rachen gelangen, legen sie sich wie eine Art Schutzschicht darüber. Das beruhigt die gereizte Schleimhaut.

Wie ist Linde in der Apotheke erhältlich?

Bei Erkältungsbeschwerden können Sie Linde als Tee oder getrocknete Blüten erwerben.

Lindenblütentee soll außerdem schweißtreibend wirken, möglicherweise wegen des Wärmereizes. Lindenblüten kommen dennoch in zahlreichen Erkältungstees vor – häufig in Kombination mit Schwarzem Holunder.

Als innere Anwendung

Für eine Schwitzkur 1 Esslöffel Lindenblüten mit 500 Milliliter kochendem Wasser übergießen, 10 Minuten zugedeckt ziehen lassen. Währenddessen ein warmes Fußbad machen (37 °C, die Wassertemperatur dabei mit einem Thermometer prüfen). Dann Wollsocken anziehen und Lindenblütentee möglichst heiß im Bett trinken.

Als äußere Anwendung

Lindenblüten werden nicht äußerlich angewendet.

Wichtige Hinweise:

Ziehen Sie bei stärkeren oder anhaltenden Beschwerden den Arzt zurate.

Tipp: Lassen Sie sich zu Dosierung, Anwendung und unerwünschten Effekten der Heilpflanze in der Apotheke beraten.

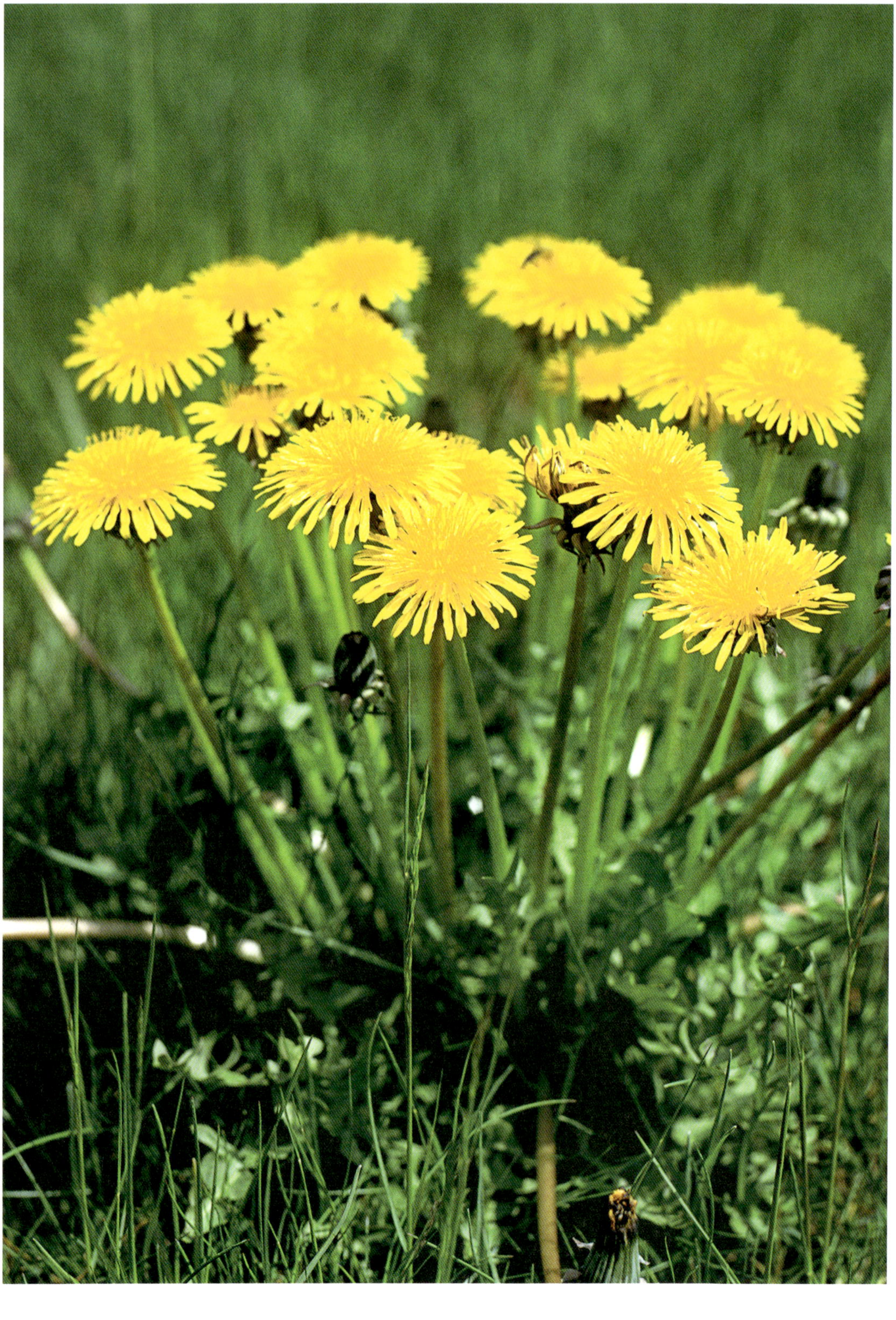

Löwenzahn

Taraxacum officinale

Hauptindikationen:

- **Verdauungsbeschwerden**
- **Harnwegsinfekte**

Die Blätter erinnern an die Zähne eines Löwen – daher sein Name: Löwenzahn. Im Frühling verleihen die leuchtend gelben Blüten den Wiesen einen ersten kräftigen Farbtupfer. Allerdings deutet ein besonders prächtiges Farbenmeer auf einer Weide darauf hin, dass sie stark gedüngt wurde. Ist der Löwenzahn verblüht, hinterlässt er zahlreiche fallschirmartige Früchte und wird zur „Pusteblume". Aus den Blättern lassen sich – solange sie noch jung und zart sind – leckere Salate zubereiten, die einen herb-würzigen Geschmack aufweisen. Als Heilpflanze ist Löwenzahn schon seit dem Altertum bekannt. Im Mittelalter setzten Verfechter der Signaturenlehre das gelb blühende Kraut gegen Gelbsucht ein. Nach dieser Lehre schlossen Heilkundige von den äußeren Merkmalen der Pflanze, zum Beispiel der Farbe, auf deren Wirkung im Körper.

Verwendung von: Blüte, Blatt, Wurzel

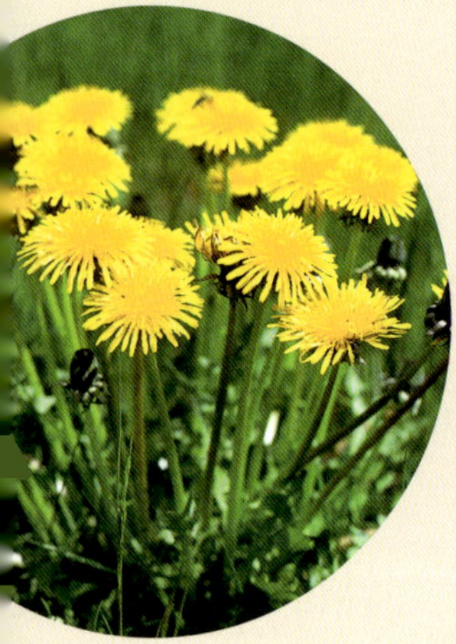

Wie sieht Löwenzahn aus?

Löwenzahn ist eine kahle oder schwach behaarte Pflanze, die bis zu 50 Zentimeter hoch wird. Sie bildet eine kräftige Wurzel aus, die rübenartig aussieht und außen schwarzbraun, innen jedoch milchig-weiß gefärbt ist. Die Blätter ordnen sich in einer grundständigen Rosette an, sind länglich und stark gezähnt. Der Stängel trägt keine Blätter und ist innen hohl. Die leuchtend gelben Blüten sehen zungenförmig aus und schließen sich in schuppenartigen Blütenköpfchen zusammen. Die Frucht ist spindelförmig und besitzt einen schirmförmigen Flugapparat (Pappus). Die ganze Pflanze enthält einen weißen Milchsaft.

Die Blütezeit von Löwenzahn ist von April bis Juni.

Wo kommt die Pflanze vor?

Löwenzahn stammt aus Europa und Westasien, doch ist er inzwischen auf der gesamten nördlichen Halbkugel zu finden. Löwenzahn wächst auf Wiesen, Feldern, an Wegrändern und auf Schuttplätzen.

Welche Pflanzenteile und Inhaltsstoffe werden verwendet?

Die gesamte Pflanze wird als Arznei verarbeitet, also das Kraut ebenso wie die Wurzel. Löwenzahn enthält selten vorkommende Bitterstoffe, wie das Eudesmanolid Tetrahydroiridentin B oder das Germacranolid Ainsliosid. Daneben finden sich sogenannte Triterpene in der Pflanze, zum Beispiel die Substanz Taraxasterol, Sterole wie Sitosterol, Flavonoide und Cumarine. Die Wurzel beinhaltet darüber hinaus Schleimstoffe, Zucker und Inulin (vor allem im Herbst).

Was bewirken die Inhaltsstoffe?

Die Bitterstoffe bewirken, dass mehr Speichel und Magensäure ausgeschüttet werden. Gleichzeitig fördern sie die Freisetzung von Verdauungshormonen und -enzymen und kurbeln die Gallentätigkeit an. Durch diese Effekte regt Löwenzahn den Appetit an und bringt die Verdauung auf Trab. Auch wenn sich nach einer fettreichen Mahlzeit der Bauch bläht und sich ein unangenehmes Völlegefühl einstellt, kann die Heilpflanze helfen.

Weitere Inhaltsstoffe des Gewächses wie Flavonoide und reichlich Kalium können darüber hinaus leicht wassertreibend wirken. Deshalb wird Löwenzahn auch zur unterstützenden Behandlung unkomplizierter Harnwegsinfekte eingesetzt. Wichtig ist hierbei außerdem, dass viel getrunken wird.

In Frankreich heißt die Pflanze „Pissenlit", zu Deutsch: „Mach ins Bett".

Der Grund sind die oben genannten Inhaltsstoffe, die nicht nur Verdauungsbeschwerden lindern, sondern eben auch leicht harntreibend wirken.

APOTHEKEN Umschau

Wie ist Löwenzahn in der Apotheke erhältlich?

Sie können Löwenzahn sowohl als getrocknetes Kraut als auch als Tee bei Verdauungsbeschwerden kaufen. Die Heilpflanze gibt es in der Apotheke darüber hinaus als Saft zur Stärkung.

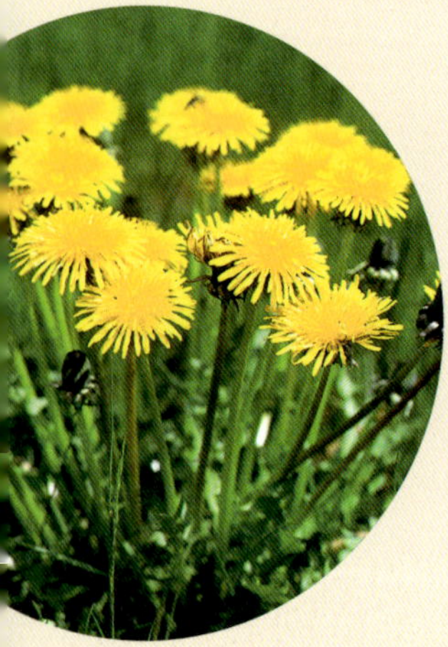

Löwenzahn im Salat ist eine geschmackvolle Beigabe – und Sie können so von der Widerstandskraft der Pflanze gesundheitlich profitieren!

Als innere Anwendung

Für eine stärkende Frühjahrskur Löwenzahnsaft über einen Zeitraum von 4 bis 6 Wochen 1 EL täglich einnehmen.

Als verdauungsfördernden Tee vor dem Essen 2 TL getrockneten Löwenzahn mit 1 Tasse heißem Wasser aufgießen, 10 Minuten zugedeckt ziehen lassen. In ein Sieb abgießen und warm trinken.

Als äußere Anwendung

Löwenzahn wird nicht äußerlich angewendet.

Bei frischen Pflanzen kann es in manchen Fällen zu Kontaktallergien wegen des Milchsaftes kommen.

Wichtige Hinweise:

Wer Probleme mit den Gallenwegen oder Nieren hat, sollte Zubereitungen aus Löwenzahn nicht oder nur in Absprache mit dem Arzt einnehmen. Menschen, die auf Korbblütler allergisch reagieren, sollten ebenfalls auf Löwenzahn verzichten.

Tipp: Lassen Sie sich zu Dosierung, Anwendung und unerwünschten Effekten der Heilpflanze in der Apotheke beraten.

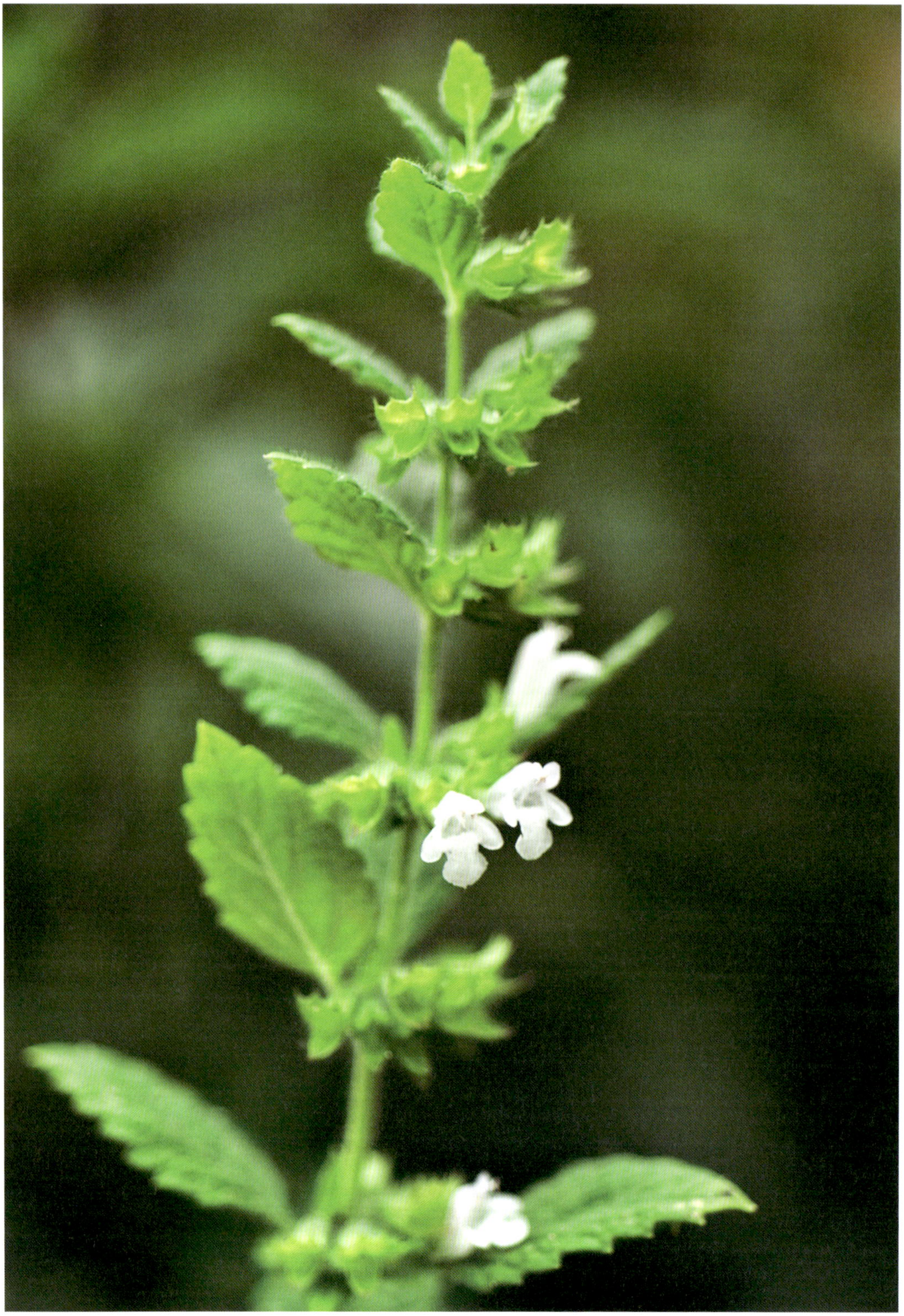

Melisse

Melissa officinalis

Hauptindikationen:

- **Verdauungsbeschwerden**
- **Unruhezustände**
- **Schlafstörungen**
- **Lippenherpes**

Verdauungsorgane
Nerven
Kopf
Haut

Melissenblätter enthalten ätherisches Öl - dieses duftet nicht nur angenehm, sondern wirkt auch beruhigend. Zudem scheint Melisse Lippenherpes entgegenzuwirken. Melisse steht im Griechischen für „Honigbiene“ - und das wohl nicht ohne Grund. Denn die Insekten schwirren zu den Blüten, um Nektar einzusammeln und daraus einen aromatischen Honig zu produzieren: den Melissenblütenhonig. Die Pflanze nennt sich - wegen des charakteristischen Duftes - auch Zitronenmelisse. Daneben kannten medizinische Gelehrte die Zitronenmelisse bereits im Altertum als Heilpflanze. Und Mönche brauten aus Melisse, Alkohol und anderen Kräutern einen Trunk, der gegen Verdauungsbeschwerden helfen sollte.

Verwendung von: Blüte, Blatt, Wurzel

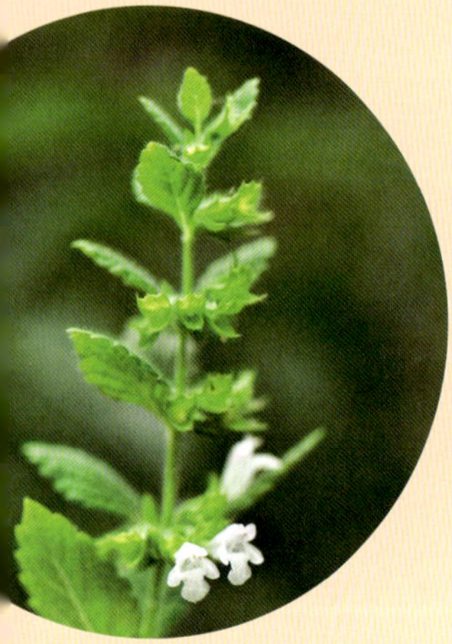

Wie sieht die Melisse aus?

Melisse wird auch wegen ihres Dufts Zitronenmelisse genannt. Sie wächst bis zu 80 Zentimeter in die Höhe und duftet zitrusartig. Die Pflanze besitzt gegenständig angeordnete Blätter, die eiförmig aussehen und an den Rändern grob gesägt sind. In den Blattachseln sitzen weiße bis gelbliche, zweilippige Blüten, die sich in Scheinquirlen anordnen.

Die Blütezeit von Melisse ist von Juni bis August.

Wo kommt die Pflanze her?

Melisse stammt aus dem östlichen Mittelmeerraum, wird inzwischen aber in Mittel-, Süd- und Osteuropa angebaut.

Welche Pflanzenteile und Inhaltsstoffe werden verwendet?

Melissenblätter enthalten ätherisches Öl, das sich unter anderem aus den Substanzen Citral, Geranial, Neral und Citronellal zusammensetzt. Diese Stoffe sind für den zitronenartigen Geruch verantwortlich. Daneben kommen beta-Caryophyllene und sogenannte Lamiaceengerbstoffe wie Rosmarinsäure und Kaffeesäure vor.

Was bewirken die Inhaltsstoffe?

Arzneilich wirksam ist das ätherische Öl, welches im Körper gleich mehrere Effekte entfaltet. Erstens wirkt es – besonders auf nervöse und ängstliche Menschen – leicht beruhigend und angstlösend. Dadurch kann Melisse auch beim Einschlafen helfen. Zweitens kann es die Muskulatur im Darm entspannen und damit Blähungen und Völlegefühl lindern. Drittens haben Experimente im Labor gezeigt, dass Zitronenmelisse Herpes-simplex-Viren bekämpft. Cremes, die hochdosierte Zubereitungen aus dem Heilkraut enthalten, können bei den ersten Anzeichen eines Lippenherpes helfen.

APOTHEKEN Umschau

Wie ist Melisse in der Apotheke erhältlich?

Sie können Melisse als getrocknete Blätter oder als Tee bei Unruhezuständen, Schlafstörungen und Verdauungsbeschwerden kaufen. Auch als Badezusatz hilft die Heilpflanze bei diesen Beschwerden. Darüber hinaus ist Melisse als Creme bei Herpes zu erwerben.

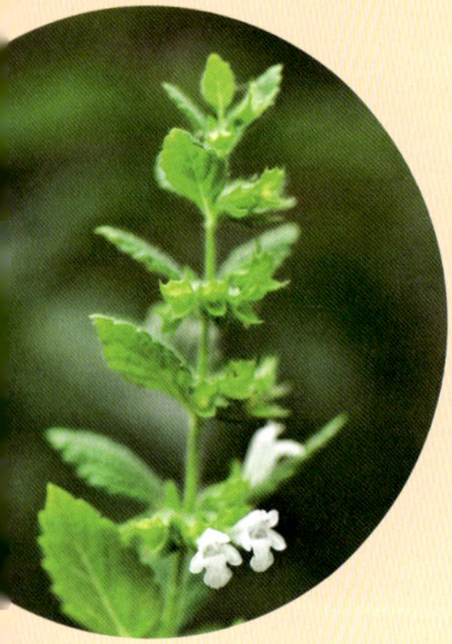

Hildegard von Bingen empfahl das Kraut einst als Mittel, das „das Herz freudig macht".

Als innere Anwendungen

Wer Zubereitungen aus Melissenblättern bei Schlafstörungen oder Nervosität einnehmen möchte, kann die Heilpflanze mit Hopfen, Baldrian, Passionsblume oder Lavendel kombinieren. Diese Kräuter zeigen ähnliche Wirkungen, haben jedoch unterschiedliche Angriffspunkte im Körper. Eine Kombi kann daher sinnvoll sein. Ziehen Sie jedoch bei anhaltenden Schlafstörungen den Arzt zurate.

Daneben hilft Melisse auch bei Verdauungsbeschwerden, die durch Nervosität und Unruhe ausgelöst wurden. Dann wird die Heilpflanze oft mit Süßholz oder Kamille kombiniert. Am besten trinken Sie eine solche Teemischung gegen den nervösen Magen eine halbe Stunde vor einer Mahlzeit.

Als äußere Anwendungen

Melisse wird nicht äußerlich angewendet.

Wichtige Hinweise:

Melissenöl wird kaum eingesetzt, weil es wegen des geringen Gehalts der Pflanze an ätherischem Öl unglaublich teuer ist. Im Handel gibt es Melissengeist und Melissenbäder, die meist mit dem ähnlich duftenden Zitronengras hergestellt werden. Wenden Sie ätherische Öle nicht unverdünnt an, da sie Haut und Schleimhaut reizen.

Tipp: Lassen Sie sich zu Dosierung, Anwendung und unerwünschten Effekten der Heilpflanze in der Apotheke beraten.

Melissenöl ist meistens in Kombination mit anderen ätherischen Ölen erhältlich.

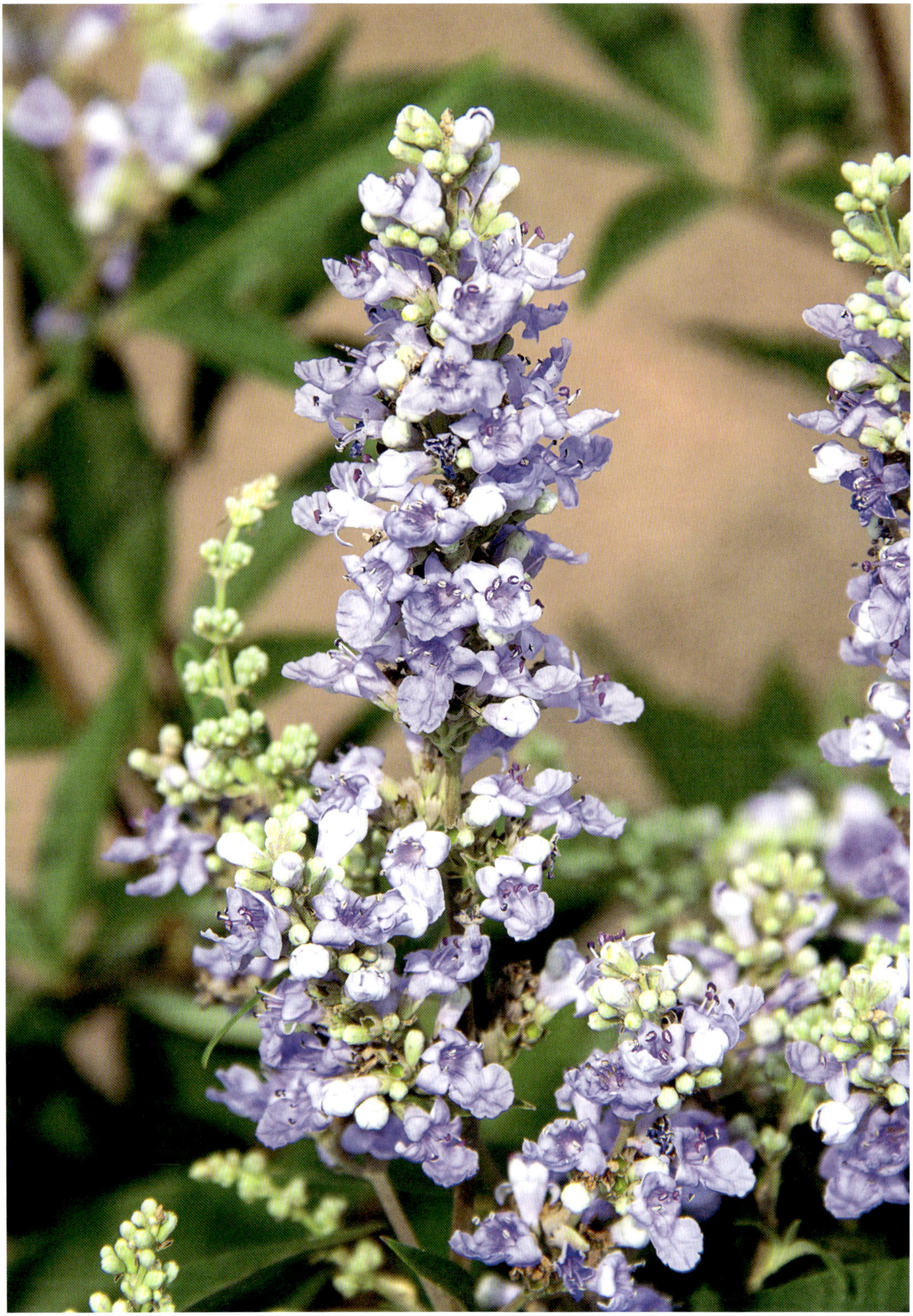

Mönchspfeffer

Vitex agnus-castus

Hauptindikationen:

- **Prämenstruelles Syndrom**
- **Menstruationsbeschwerden**
- **Kinderwunsch**

Schon in der Antike fand die Heilpflanze ihr Einsatzgebiet rund um die Geschlechtsorgane. Später verwendete man sie vielfach in den Klosterküchen und so kam die Pflanze auch zu ihrem Namen. Der Grund hierfür: Der Verzehr der Pflanze sollte dafür sorgen, den Geschlechtstrieb der Nonnen und Mönche zu unterdrücken, um das Zölibat leichter einzuhalten.

Verwendung von: Frucht

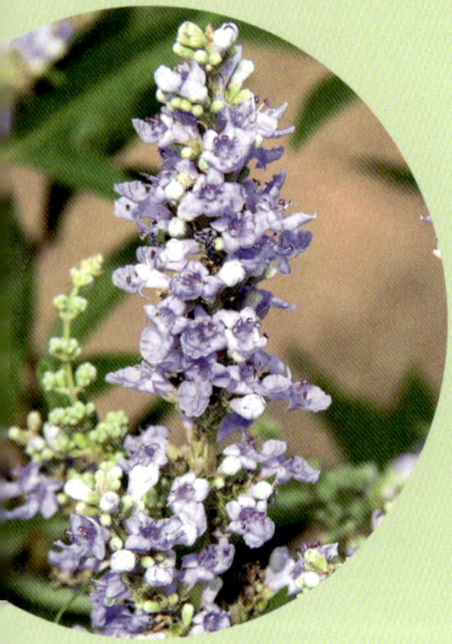

Wie sieht Mönchspfeffer aus?

Mönchspfeffer wächst als Strauch oder Baum und kann bis zu 6 Meter hoch werden. Er trägt lange Blätter, die auf der Oberseite weiß und filzig sind. Die Blätter wie die Blüten der Heilpflanze verströmen einen aromatischen Duft. Die Blüten sind weißlich, bläulich oder violett.

Die Blütezeit des Mönchspfeffers ist von Juli bis September.

Wo kommt die Pflanze vor?

Mönchspfeffer wächst am Mittelmeer und in Asien. Im Mittelmeerraum ist er auch heute stellenweise wild zu finden, insbesondere an Bachläufen.

Welche Inhaltsstoffe kommen in Mönchspfeffer vor?

Als pflanzliche Arznei dienen die Früchte. Sie enthalten ätherisches Öl, das sich unter anderem aus den Substanzen Sabinen, 1,8-Cineol und alpha-Pinen zusammensetzt. Daneben kommen sogenannte Iridoidglykoside vor – vor allem Aucubin und Agnusid – sowie Diterpene, Flavonoide und Gerbstoffe.

Was bewirken die Inhaltsstoffe?

Laborversuche haben gezeigt, dass Inhaltsstoffe aus Mönchspfefferfrüchten regulierend in den weiblichen Hormonhaushalt eingreifen können. Sie bewirken unter anderem, dass weniger Prolaktin freigesetzt wird. Dieses Hormon regt neben weiteren Effekten die Milchbildung in der Brust an.

Es kann jedoch auch bei bestimmten Störungen erhöht sein, die den weiblichen Zyklus betreffen. So vermuten Forscher, dass Schmerzen in der Brust (Mastodynie) zum Teil durch erhöhte Prolaktinspiegel im Körper verursacht werden. Ebenso spielt Prolaktin eventuell eine Rolle, wenn die Monatsblutung unregelmäßig auftritt oder es davor zu Beschwerden kommt. Mediziner sprechen dabei von einem prämenstruellen Syndrom, kurz: PMS. Doch auch andere Mechanismen haben darauf einen Einfluss. So reagieren Frauen mit PMS wohl besonders empfindlich auf die hormonellen Änderungen von Östrogen und Progesteron in der zweiten Zyklushälfte. Auch Hirnbotenstoffe wie Serotonin sind beteiligt.

Es gibt bislang sehr wenige medizinisch hochwertige Studien, welche die Effekte von Mönchspfeffer auf das PMS untersucht haben. Deshalb ist es noch nicht wissenschaftlich belegt, dass die Heilpflanze hilft. Dennoch berichten viele Frauen, dass Mönchspfeffer zumindest leichtere Beschwerden lindert, weshalb sich der Einsatz etabliert hat.

Möglicherweise profitieren Frauen, die aufgrund eines sehr unregelmäßigen Zyklus nicht schwanger werden, von der Einnahme der Arzneipflanze. Dies muss jedoch erst in Studien näher untersucht werden.

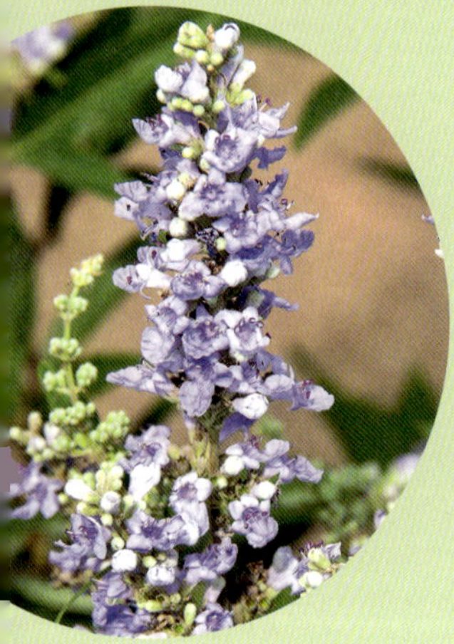

Bis die potenziellen Effekte von Mönchspfeffer eintreten, können einige Wochen vergehen.

Als innere Anwendungen

Bei den jeweiligen Beschwerden und bei Kinderwunsch sollten die Fertigarzneimittel in ausreichend hoher Konzentration über mindestens drei Monatszyklen eingenommen werden. Bis eine Wirkung spürbar ist, können einige Wochen vergehen.

Als äußere Anwendungen

Mönchspfeffer wird nicht äußerlich angewendet.

Wie ist Mönchspfeffer in der Apotheke erhältlich?

Sie können Mönchspfeffer als Kapseln oder Tabletten bei Menstruationsbeschwerden und prämenstruellem Syndrom kaufen. Die Heilpflanze gibt es darüber hinaus auch als Tropfen bei dieser Art von Beschwerden.

Wichtige Hinweise:

Spannt der Busen oder fühlen Sie sich vor der Menstruation unwohl, dann klären Sie die Symptome mit dem Frauenarzt oder der Frauenärztin ab. Erstens können die Beschwerden verschiedene Ursachen haben. Zweitens können Sie im Gespräch mit dem Arzt klären, ob ein Präparat mit Mönchspfeffer für Sie infrage kommt.

Mönchspfeffer ruft normalerweise kaum Nebenwirkungen hervor. Es kann jedoch zu allergischen Reaktionen kommen, die auch schwer ausfallen können: Juckreiz, Hautausschlag, Schwellungen im Gesicht, Atemnot und Schluckbeschwerden. Bei starken Symptomen rasch einen Arzt aufsuchen! Manche Frauen reagieren mit Magen- und Darmproblemen, Kopfschmerzen und Schwindel auf Mönchspfeffer.

Frauen, die die Antibabypille einnehmen, eine Hormonersatztherapie machen, bestimmte Brustkrebsformen oder eine Erkrankung der Hirnanhangdrüse haben, sollten die Heilpflanze nicht anwenden. Während der Schwangerschaft und Stillzeit ist von der Einnahme ebenfalls abzuraten, da Mönchspfeffer die Milchbildung stören kann.

Wer Medikamente einnimmt, die sich auf den körpereigenen Botenstoff Dopamin auswirken, darf Mönchspfeffer nur nach Rücksprache mit dem Arzt oder der Ärztin anwenden. Dazu gehören zum Beispiel Mittel gegen Parkinson und bestimmte psychiatrische Erkrankungen.

Tipp: Lassen Sie sich zu Dosierung, Anwendung und unerwünschten Effekten der Heilpflanze in der Apotheke beraten.

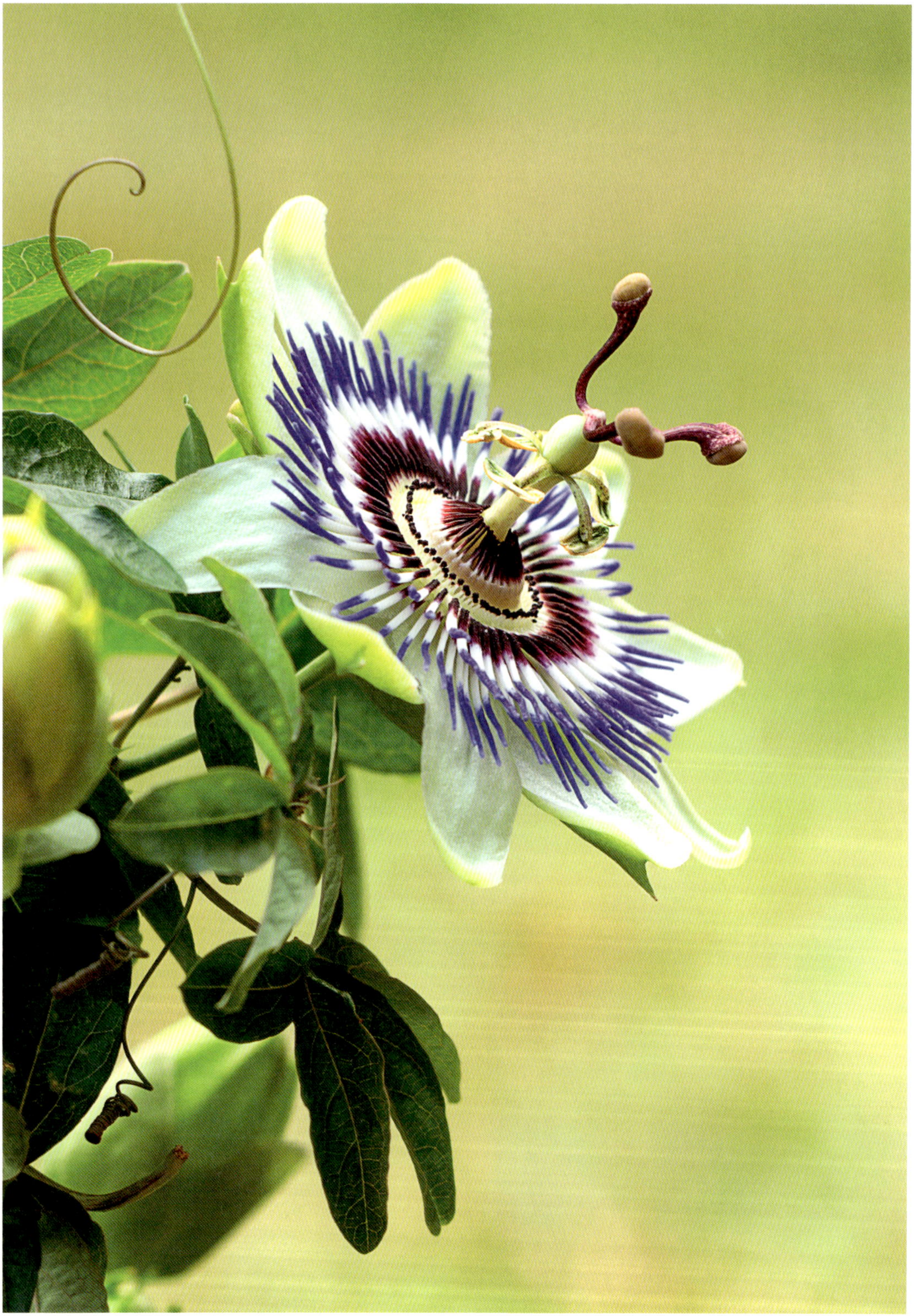

Passionsblume

Passiflora incarnata

Hauptindikationen:

- **Unruhezustände**
- **Schlafstörungen**

Die Passionsblume besitzt eine symbolische Bedeutung: Sie soll die Leiden Christi darstellen. Die Blüte weist drei Narben auf, die Nägeln ähneln. Der purpurrote Kranz lässt sich mit der Dornenkrone vergleichen, die fünf Staubblätter stehen für die Wundmale. Passionsfrüchte gelten als exotische Delikatesse, sie schmecken süß-säuerlich und kommen in verschiedenen Sorten vor – zum Beispiel als Maracuja oder Granadilla. Die Pflanze stammt aus den Tropen und wurde im 17. Jahrhundert als Zierpflanze auch in Europa eingeführt. Doch erst etwa 300 Jahre später setzten Heilkundige den Kletterstrauch als Arzneipflanze ein – gegen nervöse Unruhe.

Verwendung von: Blüte, Blatt

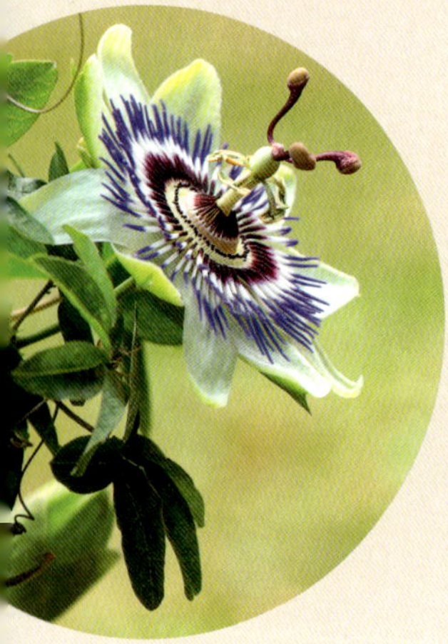

Wie sieht die Passionsblume aus?

Die Passionsblume ist ein Kletterstrauch, der einen bis zu 5 Meter langen, dünnen Stängel ausbildet. Die Blätter bestehen aus drei tiefen Lappen, am Rand sind sie gesägt. Die Blätter ordnen sich wechselständig an. In den Blattachseln bilden sich Ranken aus, dort sitzen auch die lang gestielten Blüten. Sie werden bis zu 8 Zentimeter groß und können weiß, rot oder violett gefärbt sein. Innerhalb der Blumenkrone befindet sich ein purpurroter Kranz aus Nebenblättern, in dessen Mitte drei große Blütennarben. Die Frucht sieht beerenartig und gelblich aus.

Die Blütezeit der Passionsblume ist von Juli bis September.

Wo kommt die Pflanze vor?

Die Passionsblume wächst wild im südlichen Nordamerika sowie in Mittel- und Südamerika.

Welche Pflanzenteile und Inhaltsstoffe werden verwendet?

Als pflanzliche Arznei dient das Kraut, also alle Pflanzenbestandteile außer der Wurzel.

Es enthält etwa 2,5 Prozent Flavonoide, unter anderem die Substanzen Isovitexin und Schaftosid. Außerdem kommen Zuckerstoffe und geringe Mengen an ätherischem Öl vor.

Apotheken Umschau

Wie ist Passionsblume in der Apotheke erhältlich?

Sie können Passionsblume als Kapseln oder Tabletten bei Unruhezuständen kaufen. Die Heilpflanze gibt es auch als Tee bei Unruhezuständen zu erwerben.

Was bewirken die Inhaltsstoffe?

Zubereitungen aus Passionsblumenkraut besitzen angstlösende und beruhigende Eigenschaften – das zeigen Laborversuche. Welche Inhaltsstoffe die Wirkungen hervorrufen, konnten Forscher bislang noch nicht klären. Ebenso ist über den Wirkmechanismus wenig bekannt. Versuche weisen darauf hin, dass Passionsblume mit Botenstoffen im Gehirn wechselwirkt.

Laut Studien können Passionsblumenextrakte bei nervöser oder ängstlicher Unruhe und Reizbarkeit hilfreich sein. Die Heilpflanze kann auch das Einschlafen erleichtern. Hierfür wird sie meist mit ähnlich wirkenden Kräutern wie Baldrian oder Hopfen kombiniert.

Wichtige Hinweise:

Derzeit sind keine Nebenwirkungen bekannt.

Tipp: Lassen Sie sich zu Dosierung, Anwendung und unerwünschten Effekten der Heilpflanze in der Apotheke beraten.

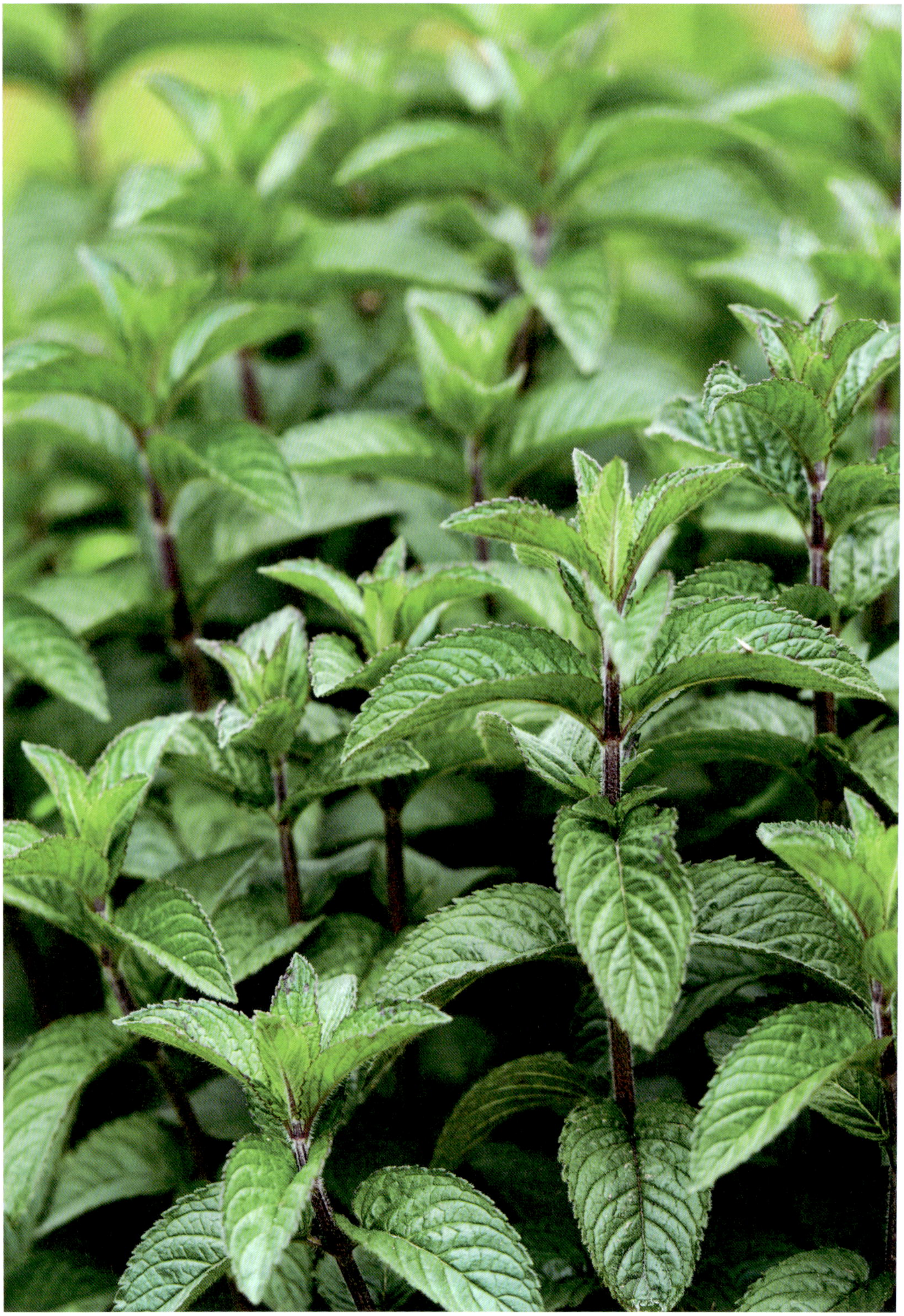

Pfefferminze

Mentha x piperita

Hauptindikationen:

- Verdauungsbeschwerden
- Reizdarm
- Erkältung
- Spannungskopfschmerzen
- Muskelschmerzen

Die Minze ist eine seit Langem bekannte Heilpflanze. Bereits in der Antike schätzte man ihre Wirkung in Bezug auf Verdauung und Kopfschmerz. Selbst in der Bibel wird die Minze erwähnt. Die Pfefferminze ist eine Kreuzung verschiedener Minzarten, die im späten 17. Jahrhundert entdeckt wurden.

Verwendung von: Blatt

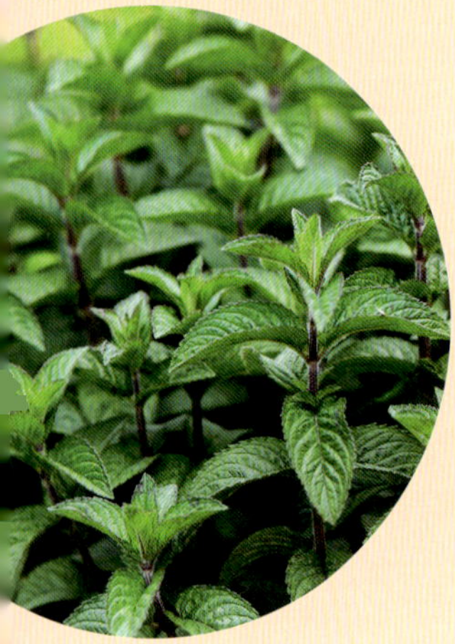

Wie sieht Pfefferminze aus?

Es gibt etwa 20 bis 30 Minzarten. Gebräuchlich ist insbesondere die Kreuzung von Wasserminze und Grüner Minze. Die Pflanze wird etwa 30 bis 60 Zentimeter hoch und wächst besonders auf feuchten Böden. Charakteristisch für Pfefferminze sind ihre tiefgrünen, länglichen und gezackten Blätter, die einen starken Mentholduft verströmen. Während der Blütezeit im Sommer weist sie rosa-weiße Blüten auf.

Die Blütezeit der Pfefferminze ist von Juli bis August.

Wo kommt die Pflanze vor?

Die Pflanze wird auf der ganzen Welt angebaut.

Welche Pflanzenteile und Inhaltsstoffe werden verwendet?

Als pflanzliche Arznei dienen die Pfefferminzblätter, welche ätherisches Öl enthalten. Es setzt sich hauptsächlich aus den Substanzen Menthol und Menthon zusammen. Für den charakteristischen Geruch ist Menthol verantwortlich.

Was bewirken die Inhaltsstoffe?

Das ätherische Öl lindert leichte Bauchkrämpfe, Bauchschmerzen und Blähungen, indem es unter anderem die Darmmuskeln entspannt. Solche Beschwerden treten häufig bei einem Reizdarmsyndrom auf. Studien an Reizdarmpatienten zeigen, dass Fertigarzneimittel mit Pfefferminzöl die Symptome durchaus abmildern können.

Auf der Haut sorgt Minze für Kühle, vermutlich regen die Inhaltsstoffe des Öls Kälterezeptoren in der Haut an. Dieser Vorgang soll zugleich dort befindliche Schmerzfasern unempfindlicher machen, weshalb die Heilpflanze unter anderem als Hausmittel gegen Spannungskopfschmerzen gilt.

Pfefferminzöl soll bei einer Erkältung Schleim aus den Bronchien lösen und das Atmen bei einer verstopften Nase erleichtern.

APOTHEKEN Umschau

Wie ist Pfefferminze in der Apotheke erhältlich?

Sie können Pfefferminze als Tee bei Verdauungsbeschwerden kaufen. Die Heilpflanze hilft auch als Öl bei Verdauungsbeschwerden und darüber hinaus bei Reizdarm, Erkältung und Verspannung. Sie ist zudem als Nasenspray bei Erkältung zu erwerben. Pfefferminze gibt es zudem als ätherisches Öl bei Spannungskopfschmerz.

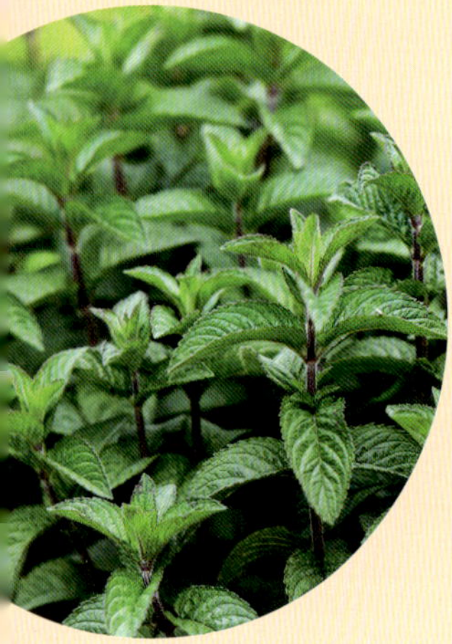

Die wunderbar duftenden Kräuter eignen sich hervorragend als erfrischende wie gesunde Beigabe im Salat.

Als innere Anwendung

Pfefferminztee kann gegen leichte Magen-Darm-Beschwerden wie Völlegefühl, Bauschmerzen und Blähungen helfen. Pfefferminzöl lässt sich inhalieren oder als Balsam auf die Haut einreiben, dabei gelangen die Dämpfe in die Nase.

Wenden Sie Pfefferminzöl nie unverdünnt an: Auf der Haut kann das konzentrierte Öl zu Reizungen führen. Innerlich kann es zu starken Magen-Darm-Beschwerden kommen. Beim Inhalieren kann Atemnot auftreten.

Möchten Sie Pfefferminzöl gegen Reizdarmbeschwerden einnehmen, sollten Sie ein Fertigarzneimittel aus der Apotheke wählen. Es hängt von der verwendeten Arzneiform ab, wie gut das Heilkraut hilft und wie verträglich es ist. Pfefferminzöl sollte seine Wirkung erst im Darm entfalten, nicht schon im Magen.

Pfefferminzöl kann äußerlich Brennen verursachen und innerlich zu Sodbrennen führen.

Als äußere Anwendung

Äußerlich angewendet soll verdünntes Pfefferminzöl verspannte Muskeln lockern. Minzöl lässt sich bei Spannungskopfschmerzen einsetzen. Dafür das verdünnte Öl direkt auf der schmerzenden Stelle einmassieren oder es vorher auf ein Tuch träufeln, um das dann zu verwenden. Das Öl darf nicht an die Augen gelangen. Wer Pfefferminzöl in die Haut einmassiert, verspürt bei Muskelschmerzen einen kühlenden Effekt.

Wichtige Hinweise:

Pfefferminze kann Sodbrennen und Übelkeit hervorrufen. Wahrscheinlicher sind diese möglichen Nebenwirkungen aber bei der Einnahme des Öls in Form von Arzneimitteln. Auch Brennen im Analbereich und Mundtrockenheit können auftreten. Wer Probleme mit der Galle hat, sollte das Heilkraut nicht einnehmen.

Menschen, die an Asthma leiden, müssen vorab mit dem Arzt abklären, ob sie entsprechende Mittel einnehmen dürfen. Inhalieren mit ätherischen Ölen ist für sie tabu, da dies einen Asthmaanfall auslösen kann.

Ätherische Öle können bei Säuglingen und Kleinkindern gefährliche Atemprobleme auslösen. Hier sollten Sie – wenn überhaupt – nur Präparate verwenden, die ausdrücklich für Säuglinge und Kleinkinder geeignet sind und die Gebrauchsanweisungen strikt beachten. Arzt und Apotheker können dazu beraten.

Bei der Anwendung auf der Haut kann es zu allergischen Reaktionen kommen.

Tipp: Lassen Sie sich zu Dosierung, Anwendung und unerwünschten Effekten in der Apotheke beraten.

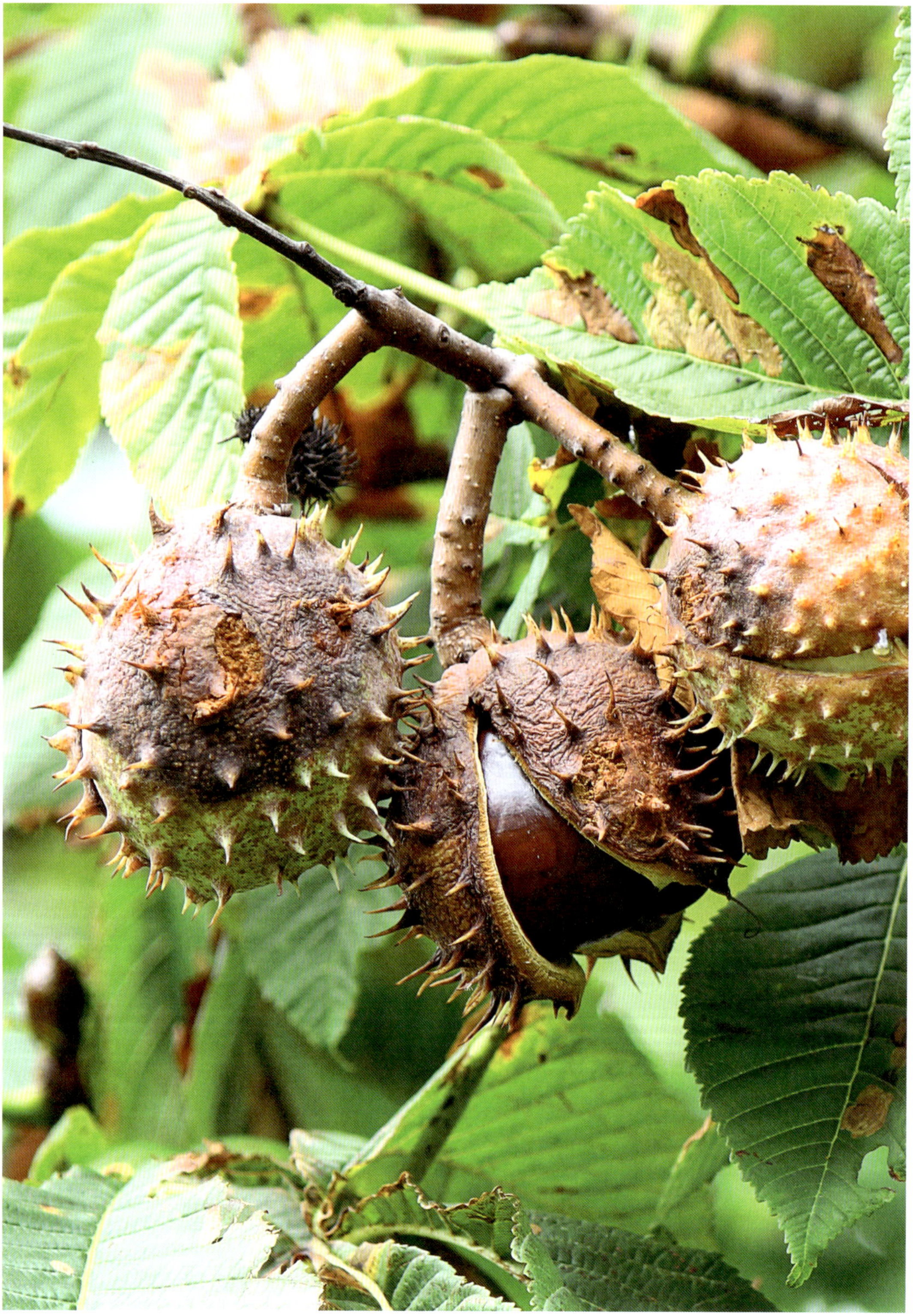

Rosskastanie

Aesculus hippocastanum

Hauptindikationen:

- **Krampfadern**
- **Venenschwäche**

Muskeln
Rücken
Gliedmaßen

Woher der Name der Rosskastanie genau stammt, ist noch nicht geklärt – ein Zusammenhang mit Pferden besteht vermutlich. Denn erstens fressen die Tiere hin und wieder Rosskastanien. Zweitens sollen türkische Soldaten früher ihre Pferde mit den Samen der Baumart gefüttert haben, als die Tiere krank waren. Rosskastanien sind, im Gegensatz zu Esskastanien, für den Menschen ungenießbar. In bayerischen Biergärten wachsen auffallend oft riesige alte Kastanien – das ist kein Zufall. Früher pflanzten Brauereien Rosskastanien über die Bierkeller. Die Bäume spendeten Schatten und hielten das Bier kühl. Heute genießen die Menschen die ungezwungene Biergarten-Atmosphäre in Scharen.

Verwendung von: Samen

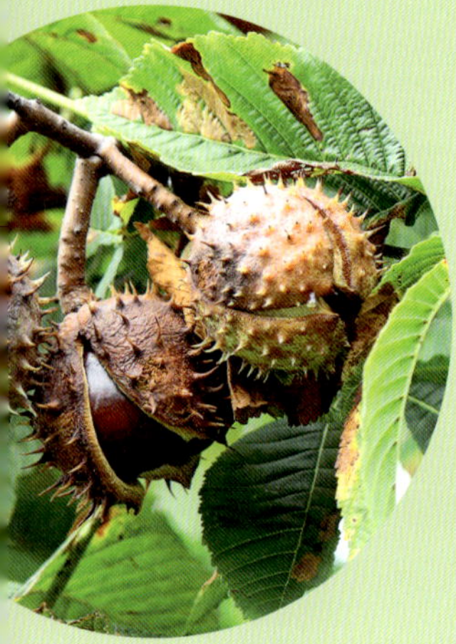

Wie sieht die Rosskastanie aus?

Die Rosskastanie ist ein Baum, der bis zu 30 Meter in die Höhe wächst. Die Blätter ordnen sich fingerförmig an und befinden sich an langen Stielen. Sie sind schmal und werden bis über 20 Zentimeter lang. Ihre Ränder sind gekerbt bis gesägt. Im Frühling bilden sich weiße oder rosafarbene Blüten, die am Grund rötliche oder gelbe Flecken aufweisen. Zahlreiche Blüten bilden einen kegelförmigen Blütenstand. Die Frucht besteht aus einer kugeligen, grünlichen Kapsel mit weichen Stacheln, in der sich die braunen, flachkugeligen Samen befinden.

Die Blütezeit der Rosskastanie ist der Mai.

Wo kommt die Pflanze vor?

Die Baumart stammt aus Südosteuropa und dem Kaukasus. Angepflanzt kommt sie fast in ganz Europa vor.

Welche Pflanzenteile und Inhaltsstoffe werden verwendet?

Die wirksamen Inhaltsstoffe befinden sich in den Rosskastaniensamen. Sie enthalten 3 bis 10 Prozent eines komplex zusammengesetzten Saponingemisches. Ein Anteil davon heißt Aescin. Dieser Wirkstoffkomplex besteht aus mehr als 30 verschiedenen Einzelsubstanzen.

Was bewirken die Inhaltsstoffe?

In Laborversuchen weist Aescin verschiedene Effekte auf: Es dichtet die Gefäßwände ab und verhindert so, dass sich Wasser im Gewebe

Wie sind Rosskastanien in der Apotheke erhältlich?

Sie können Rosskastanien als Salbe oder auch als Gel bei Krampfadern und Venenschwäche kaufen.
Darüber hinaus kann die Heilpflanze auch als Kapseln bei diesen Beschwerden helfen.

ansammelt. Außerdem wirkt es leicht entzündungshemmend. Aus diesen Gründen kommen Extrakte aus Rosskastanien in pflanzlichen Mitteln gegen Beschwerden bei Venenschwäche und Krampfadern vor. Entsprechende Salben, Gels, Kapseln oder Tabletten können jedoch lediglich milde Symptome lindern. Zum Beispiel, wenn die Knöchel abends leicht angeschwollen sind oder sich die Beine schwer anfühlen. Ähnlich wie die Rosskastanie wirkt rotes Weinlaub.

Achtung: Rosskastanienextrakte ersetzen nicht die Standardtherapie – wie etwa das Tragen von Kompressionsstrümpfen. Die pflanzliche Medizin kommt lediglich unterstützend infrage.

Wichtige Hinweise:

Zubereitungen aus Rosskastanie rufen nur selten Nebenwirkungen hervor. Meist handelt es sich dann um Magenbeschwerden, bei Anwendung auf der Haut auch um Juckreiz.

Wer gerinnungshemmende Mittel einnehmen muss, darf Rosskastanie nur in Rücksprache mit dem Arzt verwenden.

Tipp: Lassen Sie sich zu Dosierung, Anwendung und unerwünschten Effekten der Heilpflanze in der Apotheke beraten.

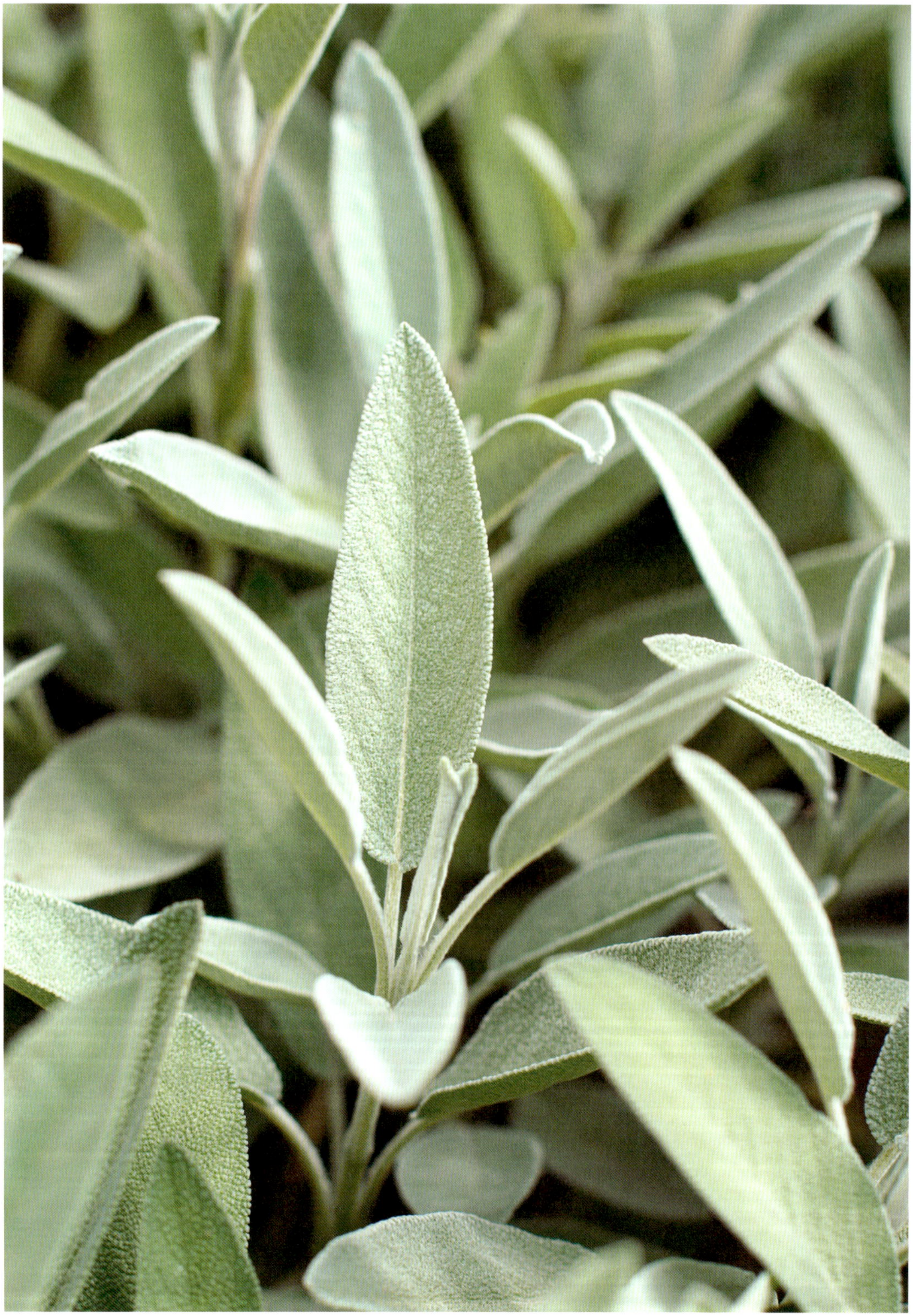

Echter Salbei

Salvia officinalis

Hauptindikationen:

- **Entzündungen im Mund- und Rachenraum**
- **Zahnfleischentzündungen**
- **Verdauungsprobleme**
- **Übermäßiges Schwitzen**

Salbei ist nicht nur ein aromatisches Gewürz. Salvia officinalis wird schon seit Langem als Heilpflanze genutzt – seit der griechischen Antike bis in die frühe Neuzeit schätzten die Heilkundigen das Kraut als wirksames Mittel, um Wunden zu heilen, bei Husten, Magenschmerzen und Appetitlosigkeit.

Verwendung von: Blatt

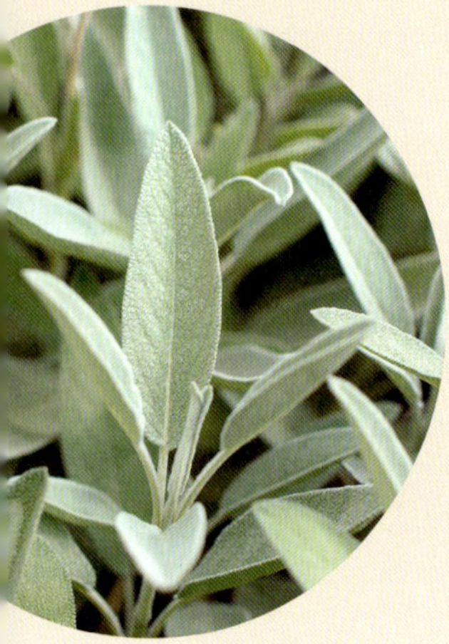

Wie sieht Salbei aus?

Salbei ist ein Halbstrauch, der zwischen einem halben und einem Meter hoch wird. Typisch für Salbei sind die holzigen Stängel am Boden. Der Strauch trägt stilförmige und längliche Blätter, die leicht behaart sind. Auch im Winter verbleiben die Blätter am Strauch. Salbei blüht an den Haupttrieben violett.

Die Blütezeit des Salbei ist von Mai bis Juli.

Wo kommt die Pflanze her?

Salbei stammt ursprünglich aus dem Mittelmeerraum und ist mittlerweile in ganz Europa beheimatet.

Welche Pflanzenteile und Inhaltsstoffe kommen in Salbei vor?

Als pflanzliche Arznei dienen die Salbeiblätter. Sie enthalten ätherisches Öl, das sich hauptsächlich aus den Substanzen Thujon, 1,8-Cineol und Kampfer zusammensetzt. Daneben kommen unter anderem Lamiaceengerbstoffe, Flavonoide und Triterpene vor.

Was bewirken die Inhaltsstoffe?

Salbei ist schon seit Langem als pflanzliches Hausmittel gegen Heiserkeit, Halsschmerzen und Zahnfleischentzündungen bekannt. Laborexperimente deuten darauf hin, dass Salbei leicht antientzündlich wirkt, die Schleimhaut beruhigen kann sowie Bakterien und Pilze bekämpft. Die Heilpflanze kommt hierbei als Tee, Gurgellösung oder Tinktur zum Einsatz.

In höherer Dosierung soll Salbei gegen übermäßiges Schwitzen helfen. Welche Inhaltsstoffe dafür verantwortlich sind und wie die Pflanze diesen Effekt hervorrufen soll, ist noch nicht genau bekannt. Ebenso fehlen gut gemachte und aussagekräftige Studien dazu. Wichtig: Wer häufig stark schwitzt – auch nachts und in Ruhephasen – sollte dies von einem Arzt abklären lassen.

Salbeitee gilt als traditionelles Hausmittel gegen leichte Magen-Darm-Probleme wie Sodbrennen, Völlegefühl und Blähbauch.

APOTHEKEN Umschau

Wie ist Salbei in der Apotheke erhältlich?

Sie können Salbei als Tee bei Entzündungen im Mund- und Rachenraum kaufen. Als Gurgellösung oder als Tinktur hilft er bei Zahnfleischentzündungen kaufen. Die Heilpflanze gibt es darüber hinaus als Dragee bei übermäßigem Schwitzen.

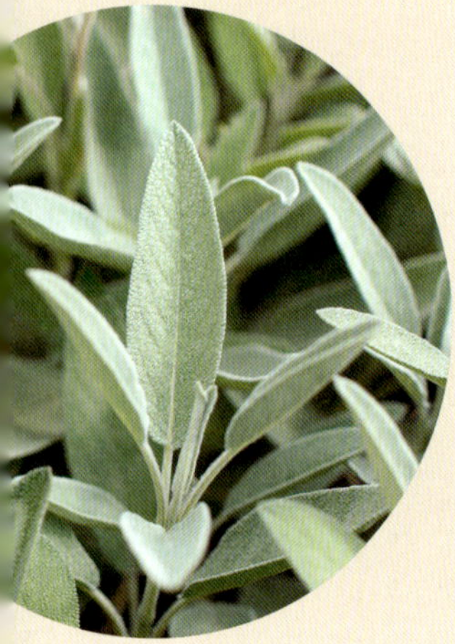

Etwas klein geschnittener Salbei eignet sich hervorragend als Salat- oder Saucenbeigabe – für ein Gesundheitsplus im Essen.

Als innere Anwendung

Es gibt verschiedene Salbeiarten, bei denen die Inhaltsstoffe und deren Gehalt deutlich voneinander abweichen können. Wer Salbei als pflanzliche Arznei verwenden möchte, sollte den Echten Salbei nutzen. In der Apotheke erhalten Sie diesen in Arzneibuchqualität. Das bedeutet, er wurde auf Qualität, Reinheit und Unbedenklichkeit geprüft. Salbeitee können Sie entweder abgepackt in Teebeuteln oder lose erwerben. Übergießen Sie die Salbeiblätter mit kochendem Wasser und lassen den Tee 5 bis 10 Minuten zugedeckt ziehen. Anschließend können Sie ihn mehrmals täglich trinken oder zum Gurgeln verwenden.

Experten raten davon ab, reines Salbeiöl innerlich anzuwenden, also zum Beispiel gegen Verdauungsbeschwerden. Sie empfehlen stattdessen Salbeitee oder Fertigarzneimittel.

Wer Salbei als Tablette oder Kapsel gegen übermäßiges Schwitzen einnimmt, sollte dies nicht länger als 6 Wochen tun, ohne sich ärztlichen Rat einzuholen.

Als äußere Anwendung

Salbei wird nicht äußerlich angewendet.

Wichtige Hinweise:

Salbeiöl kann, wenn es in zu hoher Konzentration in den Körper gelangt, das Zentralnervensystem angreifen und unter anderem zu Krämpfen, Schwindel, Übelkeit und Herzrasen führen. Deshalb empfiehlt sich ein Tee aus Salbeiblättern statt des reinen Öls.

Salbei kann zu allergischen Reaktionen führen.

Für Kinder, Schwangere und Stillende empfiehlt sich die Heilpflanze nicht. Mütter, die abstillen möchten, dürfen Salbeitee trinken. Denn nach traditionellem Verständnis soll der Tee die Milchbildung vermindern.

Ätherische Öle können bei Säuglingen und Kleinkindern gefährliche Atemprobleme auslösen. Hier sollten Sie – wenn überhaupt – nur Präparate verwenden, die ausdrücklich für Säuglinge und Kleinkinder geeignet sind und die Gebrauchsanweisungen strikt beachten. Arzt und Apotheker können dazu beraten.

Auch Menschen, die an Asthma leiden, müssen vorab mit dem Arzt abklären, ob sie entsprechende Mittel einnehmen dürfen. Inhalieren mit ätherischen Ölen ist für sie tabu, da dies einen Asthmaanfall auslösen kann.

Tipp: Lassen Sie sich zu Dosierung, Anwendung und unerwünschten Effekten der Heilpflanze in der Apotheke beraten.

Bei Asthma sollte nicht mit Salbeiöl inhaliert werden.

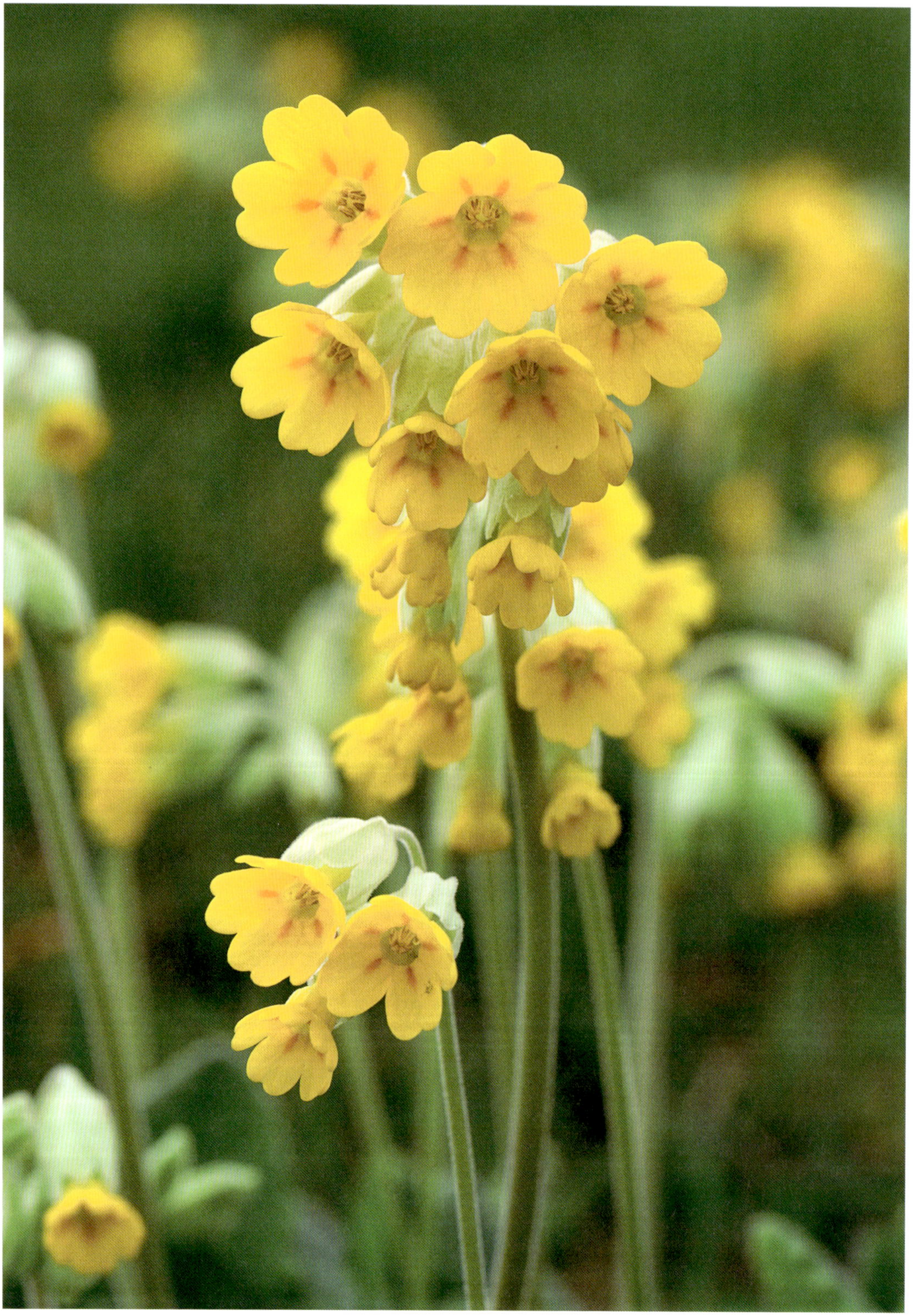

Schlüsselblume

Primula veris
Primula elatior

Hauptindikationen:

- **Erkältungskrankheiten**

Der „Trank der Begeisterung“ soll unter anderem aus Schlüsselblumen bestanden haben. Einer Legende zufolge hatten keltische Druiden den Zaubertrank gebraut. Die Schlüsselblume nennt sich auch Himmelsschlüssel – dieser Name ist mit einer weiteren Geschichte verbunden: Der heilige Petrus soll den Schlüssel zum Himmel verloren haben. Dieser fiel auf die Erde und es wuchsen dort sogleich Schlüsselblumen. Aus ihren Wurzeln wurde früher Niespulver hergestellt.

Verwendung von: Blüte, Wurzel

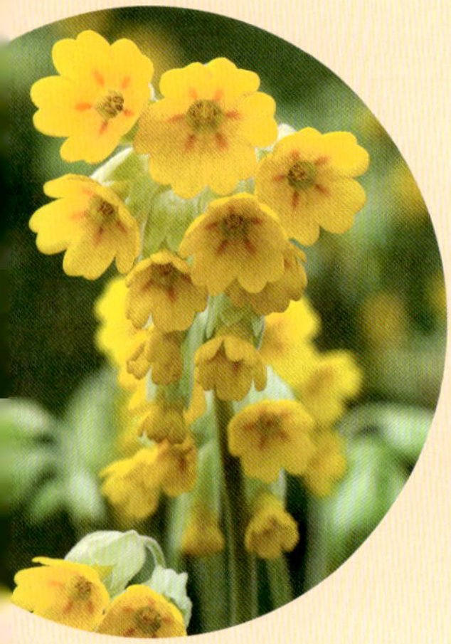

Wie sieht die Schlüsselblume aus?

Es gibt zwei Schlüsselblumen-Arten, die sich als pflanzliche Arznei nutzen lassen: die Wiesen-Schlüsselblume (Primula veris) und die Hohe Schlüsselblume (Primula elatior). Die duftenden Blüten der Wiesen-Schlüsselblume bilden eine endständige Dolde, die sich meist nach einer Seite wendet. Sie leuchten goldgelb und sind mit orangefarbenen Flecken durchsetzt. Die Blüten der Hohen Schlüsselblume (Primula elatior) duften nicht und sind schwefelgelb gefärbt.

Die Blütezeit der Schlüsselblume ist von April bis Mai.

Wo kommt die Pflanze her?

Schlüsselblumen kommen in Europa sowie in Vorder- und Zentralasien vor. Die Wiesen-Schlüsselblume wächst auf Wiesen und in Gebüschen, die Hohe Schlüsselblume auf feuchten Wiesen und in Wäldern.

Welche Pflanzenteile und Inhaltsstoffe werden verwendet?

Die wirksamen Inhaltsstoffe befinden sich in erster Linie in den Wurzeln der Pflanze. Sie enthalten zu 3 bis 12 Prozent sogenannte Triterpensaponine, zum Beispiel die Substanzen Primulasaponin und Primacrosaponin. Des Weiteren kommen Phenolglykoside wie Primulaverin vor, aus denen beim Trocknen der Pflanze Salicylsäure-Abkömmlinge entstehen.

Was bewirken die Inhaltsstoffe?

Der Wirkmechanismus der Triterpensaponine ist noch nicht eindeutig geklärt. Bekannt ist, dass die Inhaltsstoffe die Magenschleimhaut reizen,

Apotheken Umschau

Wie ist Schlüsselblume in der Apotheke erhältlich?

Sie können Schlüsselblume als Hustensaft oder -tropfen bei Erkältungskrankheiten kaufen. Die Heilpflanze gibt es bei diesen Beschwerden auch als Tee (Fertigpräparat) und als Dragees (Kombipräparat) bei Nasennebenhöhlenentzündungen.

wenn Sie zum Beispiel einen Saft aus Primelwurzeln einnehmen. Dieser Reiz soll Nervenfasern anregen, die unter anderem die Bronchialschleimhaut dazu bringen, mehr Schleim zu bilden. Das Sekret wird dünnflüssiger, und Sie können es leichter abhusten.

Dieser Effekt greift in erster Linie, wenn sich der Schleim in der Lunge nicht von selbst löst und Sie unter Husten mit zähflüssigem Sekret leiden – zum Beispiel bei einer Erkältung. Extrakte aus Primelwurzeln oder Schlüsselblumenblüten kommen in Fertigarzneimitteln vorwiegend in Kombination mit Thymian vor. Dieses Kraut enthält ätherische Öle und wirkt ähnlich, hat jedoch andere Angriffspunkte in den Bronchien.

Wichtige Hinweise:

Nebenwirkungen: Gelegentlich können Zubereitungen aus Schlüsselblumen zu Magenschmerzen und Übelkeit führen. Wer auf Primelgewächse allergisch reagiert, sollte auf die Einnahme von Schlüsselblumenextrakten verzichten.

Tipp: Lassen Sie sich zu Dosierung, Anwendung und unerwünschten Effekten der Heilpflanze in der Apotheke beraten.

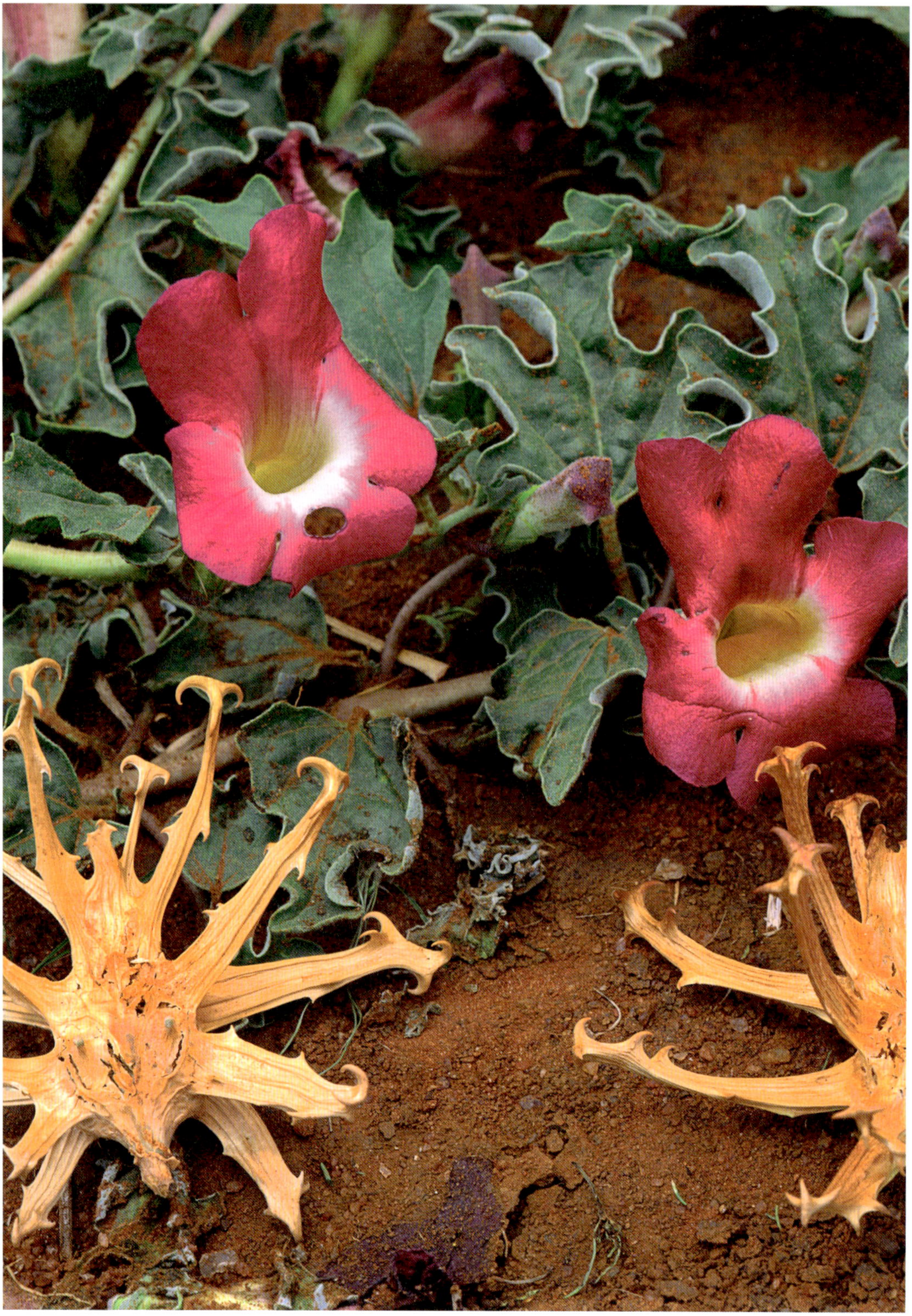

Teufelskralle

Harpagophytum procumbens

Hauptindikationen:

- **Gelenkbeschwerden (Arthrose)**
- **Verdauungsbeschwerden**

Die Teufelskralle ist ein anspruchsloses Gewächs, das in der afrikanischen Savanne gedeiht. Die Früchte der Pflanze sind mit scharfen Widerhaken ausgestattet, die leicht im Fell von Tieren hängen bleiben – so verbreitet sich das Kraut. Die Bezeichnung Teufelskralle hängt wohl mit dem Aussehen der Früchte zusammen, die an die Kralle eines Ungeheuers erinnern.
In ihrer Heimat wird die Teufelskralle schon seit Langem als Heilpflanze gegen Schmerzen, Fieber und Magen-Darm-Probleme eingesetzt. Anfang des 20. Jahrhunderts soll ein Deutscher darauf aufmerksam geworden sein und die Pflanze in Europa eingeführt haben.

Verwendung von: Wurzel

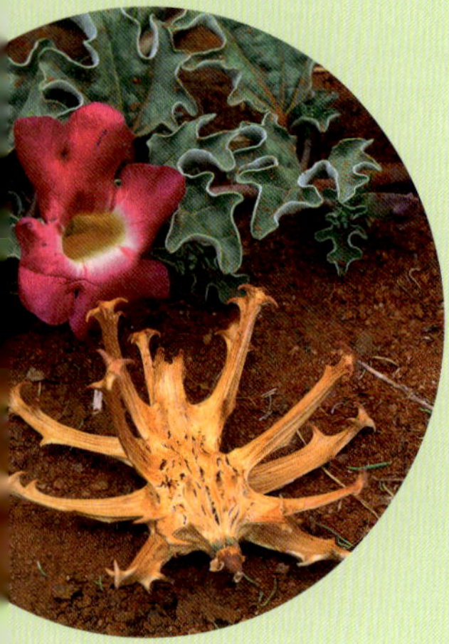

Wie sieht Teufelskralle aus?

Die Pflanze besitzt eine knollige Wurzel und bildet bis zu 1,50 Meter lange Triebe aus, die auf dem Boden liegen. Die Blätter sehen graugrün aus und sind gelappt. In den Blattachseln befinden sich große, rot bis violett gefärbte Blüten. Die verholzenden Früchte werden bis zu 15 Zentimeter groß und tragen lange, verzweigte Arme mit Widerhaken.

Die Blütezeit der Teufelskralle ist Dezember bis Februar.

Wo kommt die Pflanze vor?

Teufelskralle ist in den Savannen Südafrikas und Namibias beheimatet. Die Pflanze wird nach wie vor von eingeborenen Völkern wild gesammelt, was für sie eine wichtige Einnahmequelle darstellt. Doch seit einigen Jahren wird die Wurzel so geerntet, dass sie nachwachsen kann. Ein Gutachten des WWF bezeichnet die praktizierte Sammeltechnik vom Volk der San in der Kalahari-Wüste als nachhaltig.

Welche Pflanzenteile und Inhaltsstoffe werden verwendet?

Die wirksamen Inhaltsstoffe befinden sich in den sekundären Speicherwurzeln der Pflanze. Darin stecken unter anderem Bitterstoffe, die Iridoide. Zu diesen gehört auch die Substanz Harpagosid. Daneben sind Phenolglykoside und reichlich Kohlenhydrate enthalten.

Was bewirken die Inhaltsstoffe?

In Laborversuchen zeigen Extrakte aus Teufelskrallenwurzel entzündungshemmende und schmerzlindernde Effekte bei Gelenkschmerzen. Welche Inhaltsstoffe dafür verantwortlich sind, ist noch nicht genau bekannt. Die Substanz Harpagosid spielt eventuell eine Rolle.

Viele Menschen wenden Teufelskralle aufgrund dieser potenziellen Wirkungen gegen Arthrose an. Ob die Wurzel dabei wirklich hilft, ist wissenschaftlich nicht nachgewiesen. Studien am Menschen kommen zu widersprüchlichen Ergebnissen und es fehlen aussagekräftige hochwertige Untersuchungen. Dennoch berichten viele Menschen, dass ihre Gelenkschmerzen nachlassen, wenn sie Teufelskralle einnehmen.

Klären Sie am besten mit dem Arzt ab, ob es in Ihrem Fall sinnvoll ist, ein Präparat mit Teufelskralle anzuwenden. Das pflanzliche Mittel kann nicht die Standardtherapie ersetzen, sondern diese höchstens ergänzen.

Die in der Wurzel enthaltenen Bitterstoffe regen zudem die Verdauung an und steigern den Appetit. Teufelskralle wird daher traditionell bei Blähungen, Völlegefühl und mangelndem Appetit eingesetzt.

APOTHEKEN Umschau

Wie ist Teufelskralle in der Apotheke erhältlich?

Sie können Teufelskralle als Tabletten oder Kapseln bei Gelenkbeschwerden kaufen. Die Heilpflanze ist darüber hinaus als Tee bei Verdauungsbeschwerden zu erwerben.

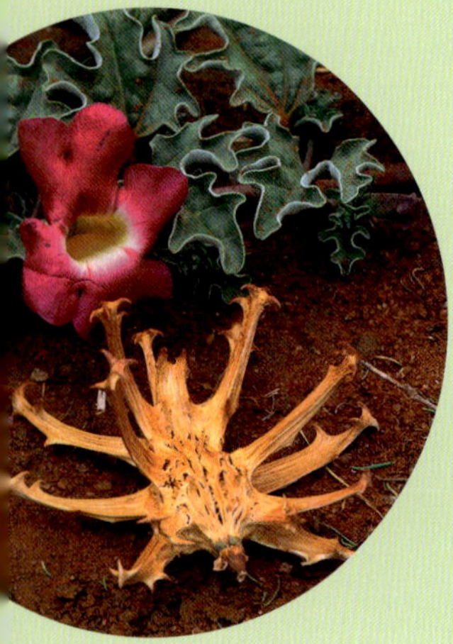

Präparate mit Teufelskralle können medizinische Behandlungen ergänzen, jedoch nicht ersetzen.

Als innere Anwendungen

Wer Teufelskralle versuchsweise gegen Arthrosebeschwerden einnimmt, sollte wissen: Die potenziellen Effekte treten erst nach mehreren Wochen ein. Gegen akute Schmerzen eignet sich die Pflanze nicht. Zudem zeigen die Studien, die zu positiven Ergebnissen gekommen sind, dass eine hohe Dosierung nötig ist, damit sich überhaupt eine Wirkung bemerkbar macht. Sie sollten Teufelskrallenzubereitungen daher als Fertigarzneimittel einnehmen.

Ein Tee enthält viel zu geringe Mengen der potenziell wirksamen Stoffe, um gegen Gelenkschmerzen helfen zu können. Er eignet sich bei Verdauungsbeschwerden wie Blähungen oder Völlegefühl. Allerdings schmeckt er ziemlich bitter.

Als äußere Anwendungen

Teufelskralle wird nicht äußerlich angewendet.

Wichtige Hinweise:

Teufelskrallenwurzel kann Übelkeit, Bauchschmerzen und Durchfall auslösen. Auch zu Kopfschmerzen, Schwindel und allergischen Reaktionen kann es kommen. Wer an einem Magen- oder Zwölffingerdarmgeschwür leidet, sollte das Heilkraut nicht anwenden. Vorsicht gilt auch bei Gallensteinleiden.

Tipp: Lassen Sie sich zu Dosierung, Anwendung und unerwünschten Effekten der Heilpflanze in der Apotheke beraten.

Das Heilkraut sollte vorsichtig angewendet werden, da es zu Nebenwirkungen führen kann.

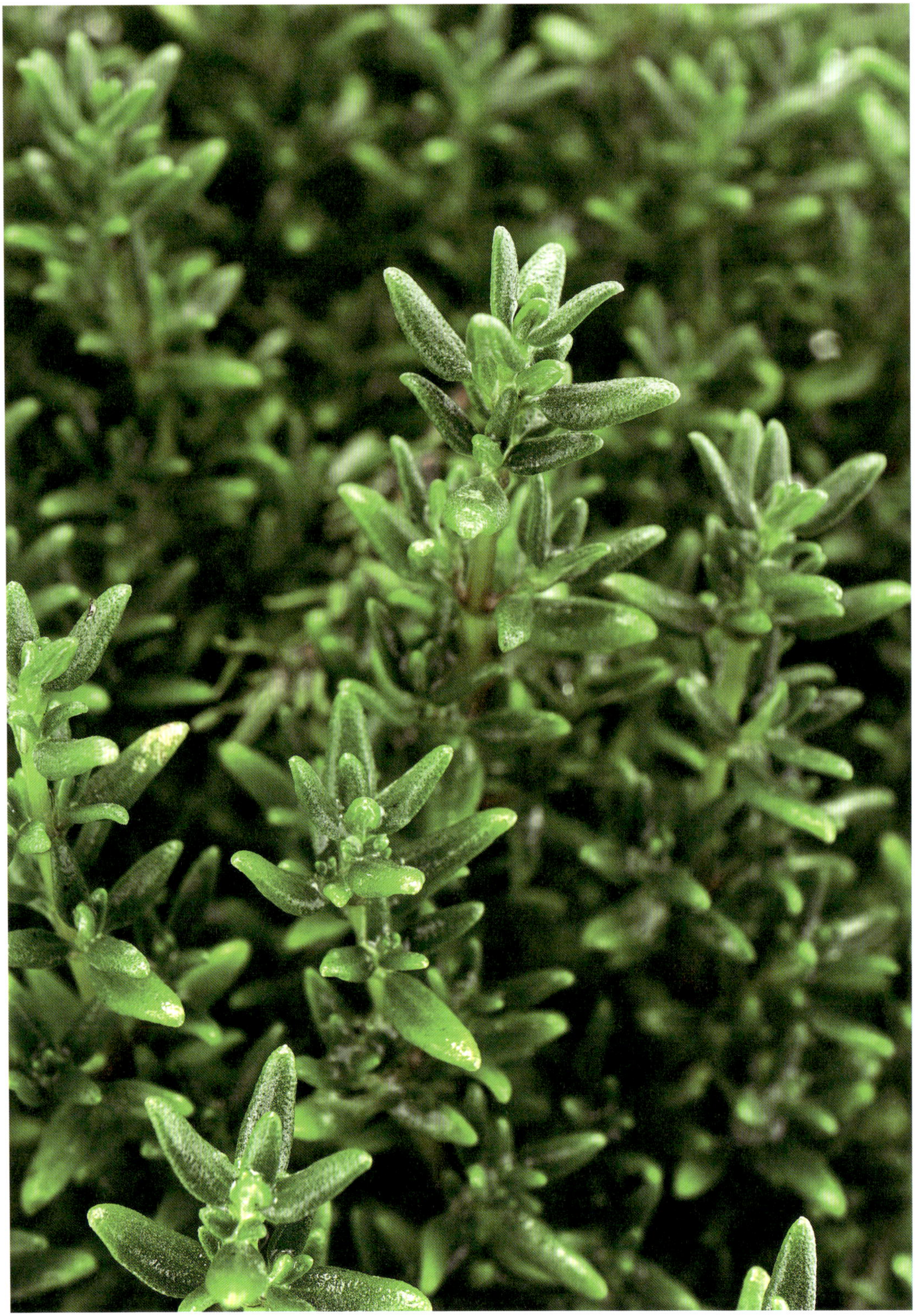

Echter Thymian

Thymus vulgaris

Hauptindikationen:

- **Erkältungsbedingter Husten**

Fand auf einer mittelalterlichen Burg ein Turnier statt, banden adelige Damen „ihrem“ Ritter ein paar Thymianzweige an die Rüstung. Das Sträußchen sollte Mut und Tapferkeit verleihen. Im alten Ägypten – zur Zeit der Pharaonen – diente Thymian zur Einbalsamierung der Verstorbenen. Als Heilmittel wird das aromatische Gewächs bereits in der griechischen Antike erwähnt: Der Arzt Dioskurides wendete es gegen Atemwegskrankheiten an. In der Mittelmeerküche gehört Thymian neben Oregano, Rosmarin und Basilikum zu den klassischen Aromen.

Verwendung von: Kraut

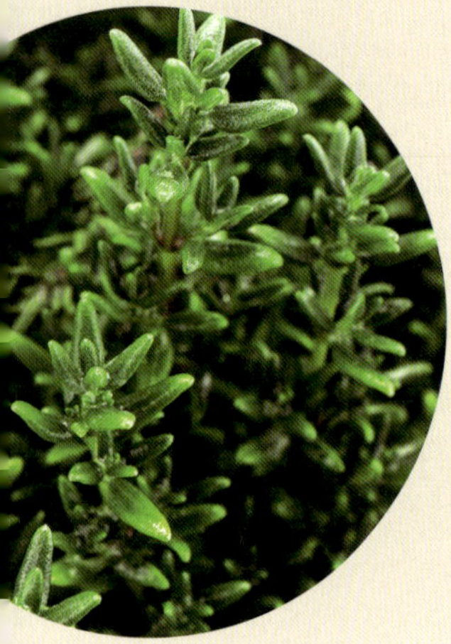

Wie sieht Thymian aus?

Der Echte Thymian ist ein aromatisch riechender Halbstrauch, der bis zu 30 Zentimeter hoch wird und einen vierkantigen, behaarten Stängel besitzt. Die gegenständigen Blätter sehen linealisch bis schmal-elliptisch aus und sind an der Unterseite filzig behaart. Die Blattränder sind eingerollt. In den oberen Blattachseln befinden sich rosa gefärbte Blütchen, die je aus einer kurzen Oberlippe und einer längeren Unterlippe bestehen.

Die Blütezeit des Thymians ist von Mai bis Oktober.

Wo kommt die Pflanze vor?

Thymian ist in Mittel- und Südeuropa beheimatet. Er wächst auf felsigen Hängen und Trockenrasen.

Welche Pflanzenteile und Inhaltsstoffe werden verwendet?

Als Arznei dient das ganze Kraut, also alle Pflanzenbestandteile außer der Wurzel. Das Kraut enthält ätherisches Öl, welches unter anderem die Substanzen Thymol und Carvacrol aufweist. Daneben finden sich Lamiaceengerbstoffe und Flavonoide.

Was bewirken die Inhaltsstoffe?

Thymian wirkt gegen Husten im Rahmen einer Erkältung. In Laborversuchen zeigt das in Thymiankraut steckende ätherische Öl verschiedenste Wirkungen: Es entspannt die Bronchialmuskulatur, macht Bakterien und Pilze unschädlich, fördert den Abtransport von Schleim aus den Atemwegen, zeigt antioxidative Effekte und bekämpft Entzündungen.

Obwohl es bislang keine wissenschaftlichen Belege aus Studien gibt, die Thymianöl eine schleimlösende Wirkung bei Husten bescheinigen, gilt dieser Effekt als plausibel. Wer erkältet ist und an Husten leidet, dem kann Thymian daher durchaus helfen. Insbesondere die Kombination von Thymian und Schlüsselblume gilt als wirksam, da beide Kräuter auf unterschiedlichen Wegen Husten lösen sollen.

APOTHEKEN Umschau

Wie ist Thymian in der Apotheke erhältlich?

Sie können Thymian als Saft oder Tropfen bei Husten kaufen. Die Heilpflanze kann bei diesen Beschwerden auch als Salbe helfen. Thymian gibt es auch als Erkältungsbad oder als Öl bei Erkältungskrankheiten.

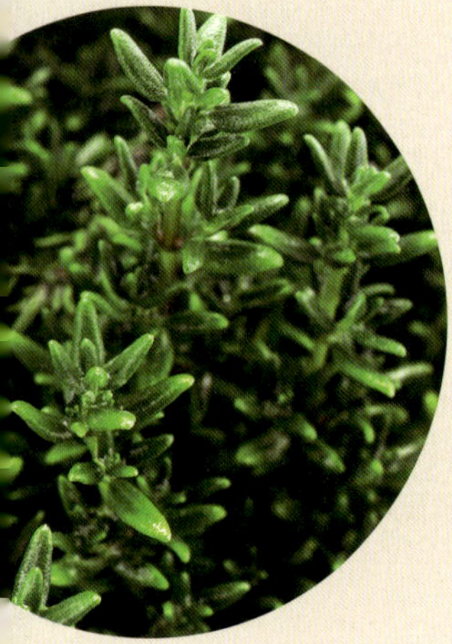

Thymian am besten in der Apotheke erwerben, da Sie Thymian dort in Arzneibuchqualität erhalten. Das heißt, er wurde auf Qualität und Unbedenklichkeit geprüft.

Als innere Anwendung

Für einen Tee getrockneten Thymian mit heißem Wasser übergießen. Die Tasse am besten abdecken, damit das ätherische Öl nicht entweicht und etwa 10 Minuten ziehen lassen. Gegen Erkältungshusten mehrmals täglich trinken. Wichtig: nicht für Babys und Kleinkinder geeignet! Thymian wird zudem innerlich meist als Saft oder Tropfen eingesetzt.

Als äußere Anwendung

Äußerlich wird Thymian zum Beispiel als Salbe oder Erkältungsbad verwendet. Als Badezusatz bei Erkältungen 15 Tropfen ätherisches Öl aus der Apotheke verdünnt mit 2 EL Meersalz oder 2 EL Honig in eine Wanne voll Wasser geben. 10 bis 20 Minuten darin baden und danach ausruhen.

Tragen Sie Zubereitungen mit Thymianöl nicht auf verletzter Haut oder Schleimhaut auf und wenden Sie diese nicht an den Augen an. Das Öl nie unverdünnt einsetzen!

Wichtige Hinweise:

Ätherische Öle können bei Säuglingen und Kleinkindern gefährliche Atemprobleme auslösen. Hier sollten Sie – wenn überhaupt – nur Präparate verwenden, die ausdrücklich für Säuglinge und Kleinkinder geeignet sind und die Gebrauchsanweisungen strikt beachten. Arzt und Apotheker können dazu beraten.

Menschen, die an Asthma leiden, dürfen ätherische Öle nicht zum Inhalieren verwenden, da dies einen Asthmaanfall auslösen kann.

Thymianöl kann zu allergischen Reaktionen auf der Haut führen, wenn Sie es beispielsweise als Badezusatz oder in Form eines Erkältungsbalsams verwenden.

Wichtig: Lassen Sie sich zu Dosierung, Anwendung und unerwünschten Effekten der Heilpflanze in der Apotheke beraten.

Bei Asthma sollte nicht mit Thymianöl inhaliert werden.

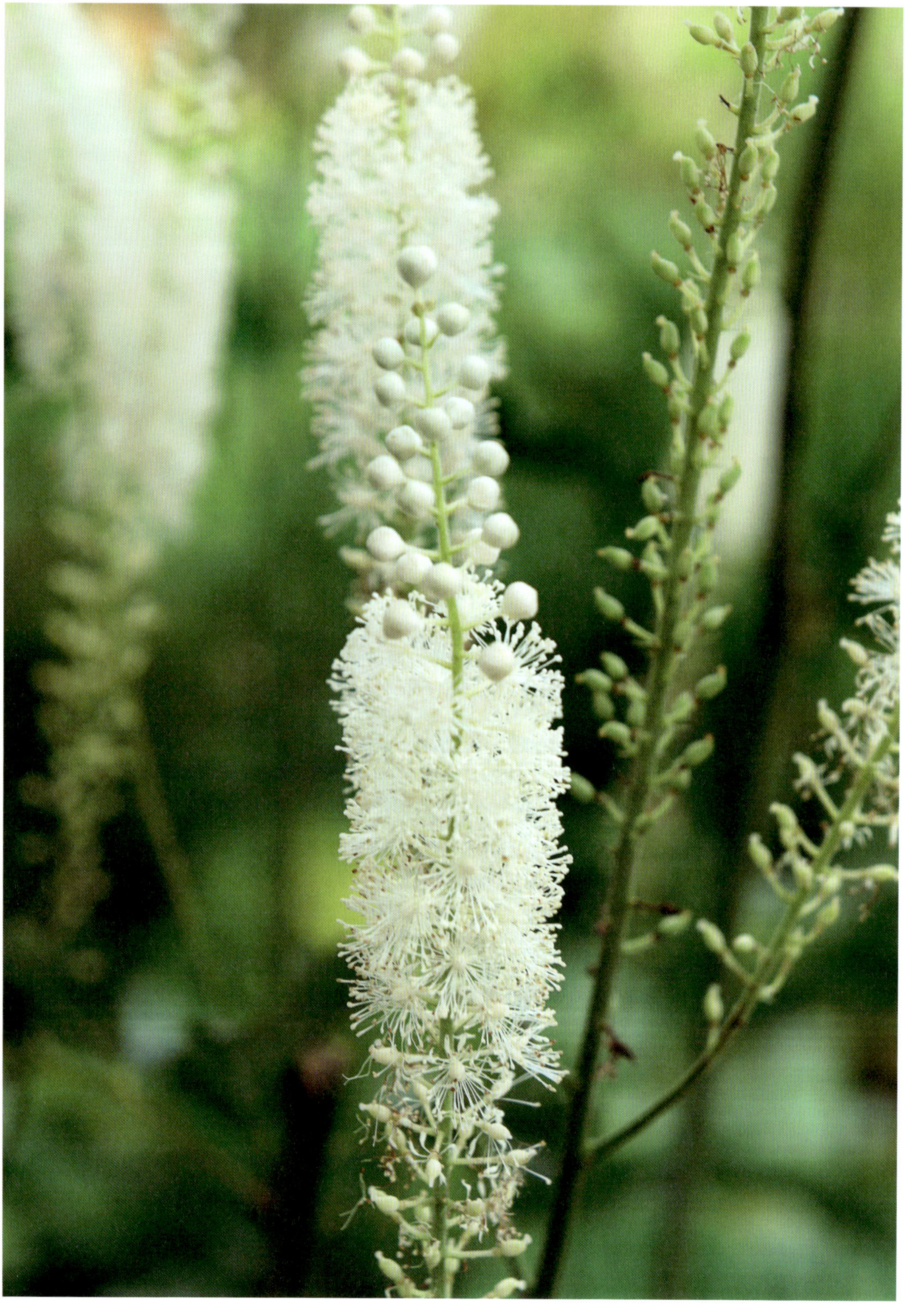

Traubensilberkerze

Cimicifuga racemosa

Hauptindikationen:

- **Wechseljahresbeschwerden**

Von Weitem sieht die Pflanze einer Kerze ähnlich, ihre fast silbrigen Blüten hängen in einer Traube am Stängel. Aus diesen äußeren Merkmalen ergab sich der Name des Krauts: Traubensilberkerze. Als Heilpflanze wurde das Gewächs zuerst in der indianischen Medizin bekannt. Die Ureinwohner Nordamerikas nutzten die Traubensilberkerze als Mittel gegen Schlangenbisse und um Frauen die Geburt zu erleichtern.

Verwendung von: Wurzel

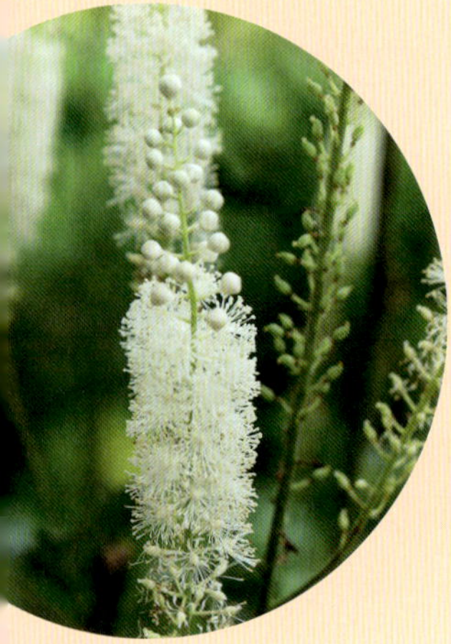

Wie sieht Traubensilberkerze aus?

Die Traubensilberkerze kann bis zu 2 Meter in die Höhe wachsen und besitzt einen aufrechten Stängel. Die Wurzel ist dunkelbraun gefärbt, wird bis zu 2 Zentimeter dick und hat eine unregelmäßige, knotige Form. Die Blätter sind groß und zwei- bis dreifach gefiedert. In einer langen, schmalen Traube ordnen sich kleine, weiße Blüten an.

Die Blütezeit der Pflanze ist von Juli bis August.

Wo kommt die Pflanze vor?

Die Traubensilberkerze wächst im Osten Kanadas sowie in den USA.

Welche Pflanzenteile und Inhaltsstoffe werden verwendet?

Die als Arznei genutzten Inhaltsstoffe befinden sich im Wurzelstock. Er enthält unter anderem Triterpenglykoside und Flavonoide.

Was bewirken die Inhaltsstoffe?

Die derzeitige Studienlage deutet daraufhin, dass spezielle Zubereitungen aus der Traubensilberkerze Wechseljahresbeschwerden lindern können. Dies gilt vor allem für Hitzewallungen und übermäßiges Schwitzen. Da sich die verschiedenen Analysen teilweise nur schwer vergleichen lassen, lässt sich aber noch keine endgültige Aussage zur Wirksamkeit treffen. Inhaltsstoffe aus der Traubensilberkerze binden möglicherweise an Östrogenrezeptoren sowie an die Andockstellen von bestimmten Botenstoffen im Gehirn. Darauf weisen zumindest Experimente im Labor hin.

Befinden Sie sich in den Wechseljahren, sollten Sie Beschwerden, die Sie auf die Menopause zurückführen, trotzdem bei einem Arzt abklären lassen. Auch andere Ursachen können zum Beispiel hinter vermehrtem Schwitzen stecken, etwa eine Schilddrüsenerkrankung. Klären Sie zudem vor der Einnahme eines Arzneimittels mit Traubensilberkerze mit Ihrem Frauenarzt/-ärztin, ob dieses für Sie infrage kommt.

APOTHEKEN Umschau

Wie ist Traubensilberkerze in der Apotheke erhältlich?

Sie können Traubensilberkerze sowohl als Tabletten als auch als Kapseln bei Wechseljahresbeschwerden kaufen.

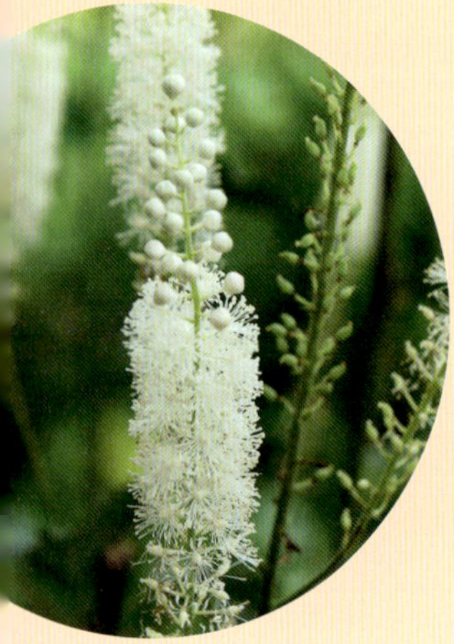

Potenzielle Effekte der Traubensilberkerze treten nicht sofort ein, sondern frühestens nach zwei oder mehr Wochen.

Als innere Anwendungen

Die Heilpflanze wird über mehrere Monate eingenommen, aber nach spätestens 6 Monaten sollte der Arzt über die weitere Anwendung konsultiert werden.

Ein Tee aus Traubensilberkerze empfiehlt sich nicht. Es sollten Fertigarzneimittel verwendet werden, da dort die Inhaltsstoffe der Heilpflanze in ausreichend hoher Dosierung vorkommen.

Es ist noch nicht endgültig geklärt, wie sich die Traubensilberkerze auf Brustkrebs und hormonabhängige Tumoren auswirkt. Deshalb sollten Frauen, die daran leiden, sicherheitshalber auf das Heilkraut verzichten.

Als äußere Anwendungen

Traubensilberkerze wird nicht äußerlich angewendet.

Bei Leberproblemen sollten Präparate mit Traubensilberkerze gemieden werden.

Wichtige Hinweise:

Medikamente, die Traubensilberkerze enthalten, können unter anderem Allergien, Magen-Darm-Beschwerden und Schwellungen im Gesicht auslösen.

Möglicherweise erhöht die längerfristige Einnahme das Risiko von Leberschäden. Bei Symptomen wie Gelbsucht, dunklem Urin, mangelndem Appetit oder anhaltenden Oberbauchschmerzen sollten Sie das Mittel absetzen und einen Arzt aufsuchen. Haben Sie bereits Probleme mit der Leber, sollten Sie Traubensilberkerze meiden.

Wichtig: Lassen Sie sich zu Dosierung, Anwendung und unerwünschten Effekten der Heilpflanze in der Apotheke beraten.

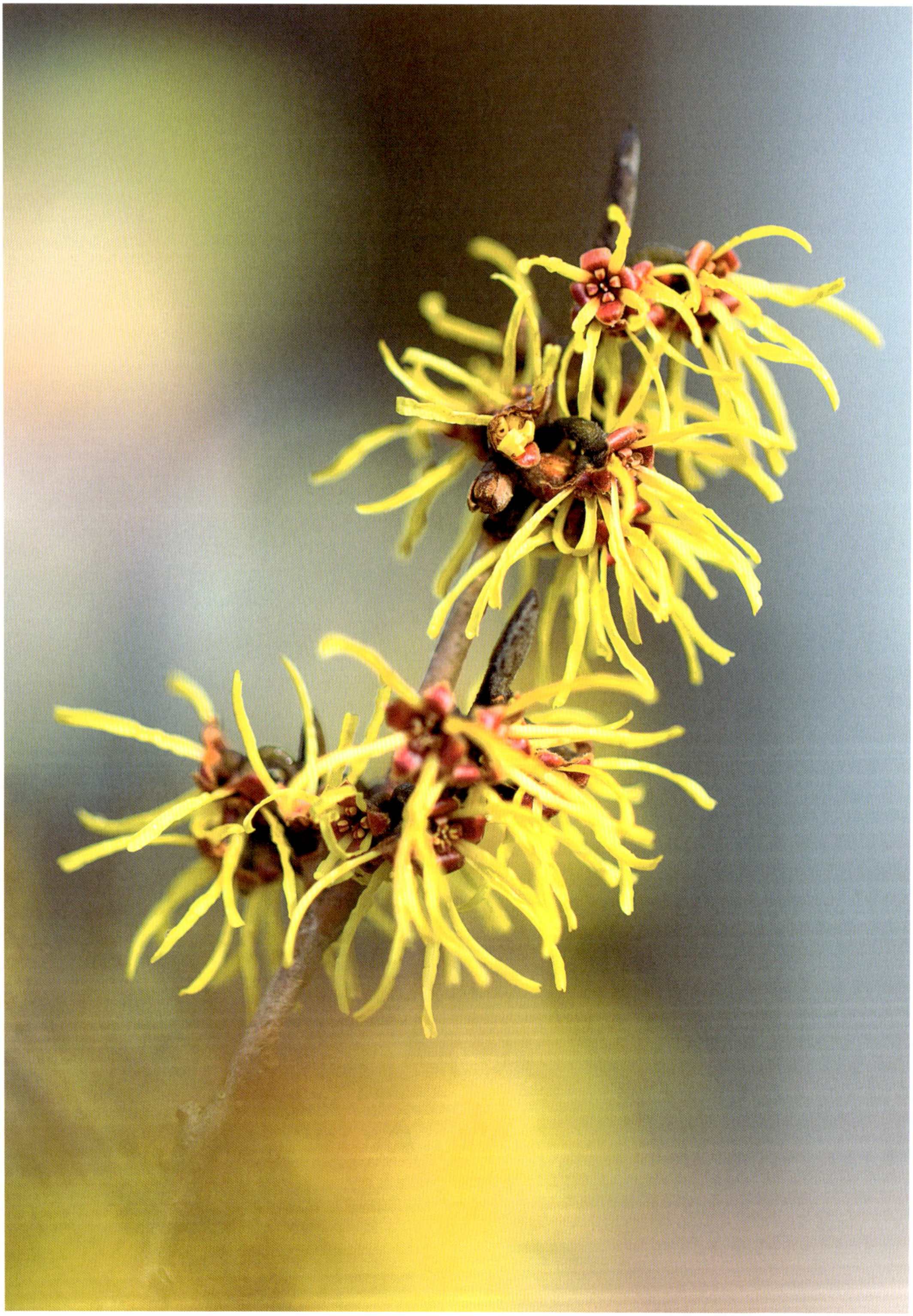

Zaubernuss

Hamamelis virginiana

Hauptindikationen:

- **Hautentzündungen**
- **Wunden**

Zaubernuss – das klingt nach einem verwunschenen Kraut. Und tatsächlich kann der Strauch ein wenig zaubern: Die Früchte bilden sich vor den Blüten. In den Früchten entwickelt sich eine Kapsel, die mit einem Knall zerplatzt und zwei schwarze Samen herausschleudert. Als Heilpflanze schätzten die Ureinwohner Nordamerikas die Zaubernuss. Sie setzten sie als Heilmittel gegen Wunden ein.

Verwendung von: Rinde, Blatt

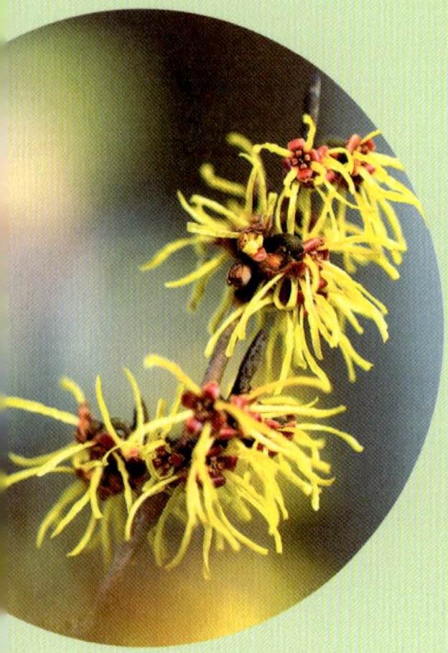

Wie sieht die Zaubernuss aus?

Die Virginische Zaubernuss ist ein Strauch, der der Haselnuss ähnlich sieht und bis zu 7 Meter in die Höhe wächst. Während des Sommers entwickeln sich die Früchte, die eine eiförmige holzige Kapsel bilden. Im Herbst blühen dann kleine gelbe Blüten auf, die sich in den Blattachseln befinden. Die Blätter sind wechselständig angeordnet, die Kronblätter sehen gelblich und lang aus.

Die Blütezeit der Zaubernuss ist der Herbst.

Wo kommt die Heilpflanze vor?

Die Zaubernuss ist im Osten Nordamerikas beheimatet. Übrigens: Die „spätblühende Zaubernuss“ ist in Europa ein beliebter Zierstrauch. Diese Verwandte blüht im frühen Frühjahr und bildet keine reifen Früchte aus.

Welche Pflanzenteile und Inhaltsstoffe werden verwendet?

Die wirksamen Inhaltsstoffe befinden sich in der Rinde, ebenso wie in den Blättern. Die Rinde enthält vor allem Gerbstoffe vom sogenannten Tannin-Typ – zum Beispiel die Substanz Hamamelitannin – und etwas ätherisches Öl. In den Blättern kommen ebenfalls reichlich Gerbstoffe vor, jedoch vom sogenannten Catechin-Typ. Außerdem findet sich bis zu 0,5 Prozent ätherisches Öl.

Was bewirken die Inhaltsstoffe?

Hamamelis lindert – in Form von Salben und Cremes – leichten Juckreiz auf der Haut und den Schleimhäuten. Zugleich dämmen Zubereitungen aus der Heilpflanze Entzündungen ein. Durch diese Effekte kann Hamamelis Beschwerden lindern, die bei Entzündungen der Haut (Ekzemen) auftreten oder – im Bereich des Darms – bei einem Hämorridalleiden.

Darüber hinaus stoppt die Zaubernuss leichte Blutungen, die zum Beispiel durch eine kleine Schnittwunde ausgelöst werden, und regt die Wundheilung an. Verantwortlich für diese Wirkungen sind die Gerbstoffe. Sie reagieren auf Haut und Schleimhaut mit körpereigenen Eiweißen und verändern deren Struktur. Dadurch ziehen sich die oberen Haut- und Schleimhautschichten zusammen und werden undurchlässiger. Der Juckreiz-stillende Effekt beruht vermutlich darauf, dass Nervenenden in der Haut – bedingt durch die Gerbstoffe – weniger auf Reizsignale reagieren.

Die Anwendung von Zaubernuss bei der Wundheilung hat eine lange Heiltradition.

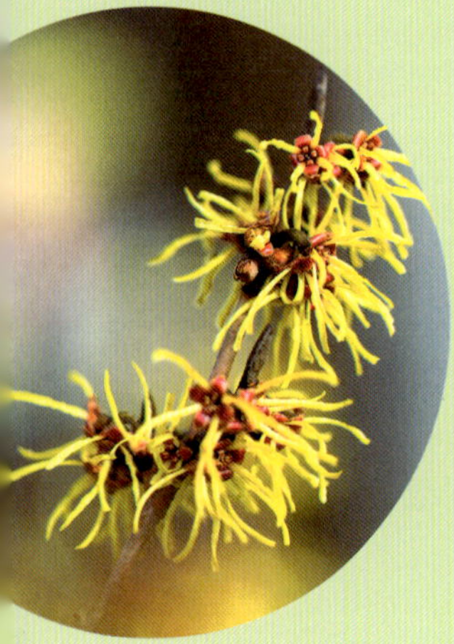

Heutzutage verarbeiten große Konzerne Teile des Strauches, und zwar zu Rasier- und Gesichtswasser, zu Deodorants und pflegenden Cremes.

Als innere Anwendungen

Als Gurgellösung kann Hamamelis helfen, wenn die Mundschleimhaut leicht entzündet ist.

Zäpfchen unterstützen dabei, Hämorridalbeschwerden zu lindern.

Als äußere Anwendungen

Zaubernuss gibt es als Salbe gegen leichte Hautverletzungen und kleinflächige Entzündungen der Haut und der Schleimhäute. Hamamelis-Wasser ist ein wässriger Auszug, der gegen Juckreiz und leichte Hautentzündungen eingesetzt wird, etwa in Form von kühlenden Umschlägen. Auch zur Pflege und Gesunderhaltung reifer, empfindlicher Haut werden Präparate mit Hamamelis eingesetzt.

APOTHEKEN Umschau

Wie ist Zaubernuss in der Apotheke erhältlich?

Sie können Zaubernuss als Gurgellösung bei Entzündungen der Mundschleimhaut kaufen.
Die Heilpflanze hilft darüber hinaus als Creme oder als Salbe bei Juckreiz und unterstützt die Wundheilung. Zaubernuss gibt es zudem als Zäpfchen bei Hämorriden.

Wichtige Hinweise:

Wer einen empfindlichen Magen hat, kann auf Zaubernuss mit Übelkeit reagieren, wenn er das Heilkraut innerlich anwendet.

Wichtig: Lassen Sie sich zu Dosierung, Anwendung und unerwünschten Effekten der Heilpflanze in der Apotheke beraten.

Register

A

Allantoin 31
Allergische Reaktionen 21, 49, 77, 83, 121, 133, 149, 161, 171, 181, 185, 191, 197, 201
Aloe vera 10 ff.
- Barbados-Aloe 11, 12, 14 *(Aloe vera)*
- Kap-Aloe 11, 12, 13, 14 *(Aloe capensis)*
Arnika *(Arnica montana)* 16 ff.
Atemwege 47, 49, 51, 55, 57, 58, 61, 63, 67, 69, 107, 117, 141, 167, 177, 183, 193, 195

B

Baldrian *(Valeriana officinalis)* 22 ff.
Beinwell *(Symphytum officinale)* 28 ff.
Blähungen 13, 55, 58, 70, 103, 119, 123, 125, 131, 135, 153, 169, 170, 189, 190
Brennnessel, große *(Urtica dioica)* und kleine *(Urtica urens)* 34 ff.

C

Capsaicin 43, 44, 45
Cayennepfeffer *(Capsicum frutescens/ Capsicum annuum)* 40 ff.
Chili siehe Cayennepfeffer

D

Darmkrankheiten 11, 13, 14, 15, 27, 55, 59, 65, 73, 75, 76, 77, 119, 125, 131, 153, 167, 169, 170, 179, 187, 191
Depressionen 111, 113
Durchblutung 41, 44, 79, 81

E

Echte Goldrute/Riesengoldrute *(Solidago virgaurea/Solidago gigantea)* 90 ff.
Echte Kamille *(Chamomilla recutita/ Matricaria recutita)* 116 ff.
Echter Lavendel *(Lavandula angustifolia)* 134 ff.
Echter Salbei *(Salvia officinalis)* 176 ff.
Echter Thymian *(Thymus vulgaris)* 192 ff.
Efeu *(Hedera helix)* 46 ff.
Eibischwurzel *(Althaea officinalis)* 50 ff.
Entzündungen 17, 19, 29, 31, 51, 52, 55, 58, 61, 64, 77, 103, 107, 109, 117, 119, 120, 131, 177, 179, 185, 195, 205, 207, 208
Enzian *(Gentiana lutea)* 54 ff.
Erkältung 9, 63, 64, 67, 69, 70, 87, 105, 119, 120, 141, 143, 167, 169, 183, 185, 193, 195, 196
Eukalyptus *(Eucalyptus globulus)* 60 ff.

F

Fenchel *(Foeniculum vulgare)* 66 ff.
Fieber 9, 187
Flavonoide 19, 36, 37, 48, 52, 69, 80, 92, 93, 98, 112, 136, 142, 146, 147, 158, 164, 178, 194, 200
Flohsamen, indischer *(Plantago afra/ Plantago psyllium)* 72 ff.

G

Gelenkbeschwerden 29, 35, 131, 187
Ginkgo *(Ginkgo biloba)* 78 ff.
Ginseng *(Panax ginseng)* 84 ff.
Goldrute, echte/Riesengoldrute *(Solidago virgaurea/Solidago gigantea)* 90 ff.

H

Harnwegsinfektionen 35, 37, 38, 39, 91, 93, 94, 95, 145, 147
Haut 11, 14, 21, 31, 35, 44, 45, 63, 64, 65, 88, 111, 113, 115, 117, 119, 126, 133, 139, 155, 161, 169, 170, 171, 175, 196, 197, 205, 207
Herpes 151, 153
Hopfen *(Humulus lupulus)* 196 ff.
Husten 47, 49, 51, 52, 64, 70, 105, 107, 109, 119, 142, 185, 193, 195, 196

I

Indischer Flohsamen *(Plantago afra/ Plantago psyllium)* 72 ff.
Ingwer *(Zingiber officinale)* 100 ff.
Isländisch Moos *(Cetraria islandica)* 106 ff.

J

Johanniskraut *(Hypericum perforatum)* 110 ff.
Juckreiz 161, 175, 207

K

Kamille, echte *(Chamomilla recutita/ Matricaria recutita)* 116 ff.
Kapsel 8, 13, 38, 39, 63, 64, 65, 81, 88, 99, 104, 105, 113, 131, 137, 160, 165, 175, 180, 189
Kompresse 8
Krampfadern 173, 175
Kümmel (Carum carvi) 122 ff.
Kurkuma (Curcuma longa) 128 ff.

L

Lavendel, echter *(Lavandula angustifolia)* 134 ff.
Linde *(Tilia cordata und Tilia platyphyllos)* 140 ff.
Löwenzahn *(Taraxacum officinale)* 144 ff.

M

Magenbeschwerden 11, 13, 14, 15, 52, 53, 55, 57, 65, 107, 108, 109, 117, 119, 120, 125, 170, 179, 187
Melisse *(Melissa officinalis)* 150 ff.
Menstruationsbeschwerden 157, 159, 160
Mönchspfeffer *(Vitex agnus-castus)* 156 ff.

P

Passionsblume *(Passiflora incarnata)* 162 ff.
Pfeffer, spanischer 44
Pfefferminze *(Mentha x piperita)* 166 ff.
Phytotherapie 6, 7
Prellungen 17, 29, 31, 111, 113, 114

R

Rosskastanie *(Aesculus hippocastanum)* 172 ff.

S

Salbe 19, 20, 21, 31, 32, 43, 44, 119, 125, 126, 175, 195, 196, 207
Salbei, echter *(Salvia officinalis)* 176 ff.
Schlafstörungen 9, 23, 25, 26, 27, 97, 98, 99, 113, 135, 137, 138, 151, 153, 154, 163, 165
Schleimhäute 49, 51, 52, 53, 63, 107, 108, 109, 126, 139, 142, 155, 179, 184, 185, 207, 208
Schlüsselblume *(Primula veris/Primula elatior)* 182 ff.
Schmerzen
- allgemeine 9, 19, 20, 31, 187
- Bauch- 167, 170
- Hals- 107, 109, 117, 179
- Gelenk- 103, 131, 189, 190
- Kopf- 167, 169, 170
- Magen- 13
- Muskel- 32, 41, 43, 111, 113, 167, 169, 170
- Nerven- 41, 44, 117

Sitzbad 8, 120
Spanischer Pfeffer 44

T

Tablette 8, 25, 26, 35, 39, 49, 81, 93, 94, 104, 113, 139, 160, 165, 175, 180, 189, 201
Tee 9, 20, 25, 26, 27, 35, 38, 39, 49, 53, 57, 58, 67, 69, 70, 71, 88, 93, 94, 99, 104, 114, 117, 119, 120, 125, 126, 138, 143, 147, 148, 153, 165, 169, 170, 179, 180, 185, 189, 190, 196, 202
Teufelskralle *(Harpagophytum procumbens)* 186 ff.
Thymian, echter *(Thymus vulgaris)* 192 ff.
Tinktur 9, 19, 20, 25, 26, 88, 113, 119, 120, 179
Traubensilberkerze *(Cimicifuga racemosa)* 198 ff.
Triterpensaponine 48, 49, 86, 92, 93, 184

U

Unruhe 23, 25, 26, 113, 135, 137, 138, 151, 153, 163, 165

V

Verbrennungen 13, 14, 111, 113, 114
Verdauung 11, 13, 45, 57, 67, 69, 73, 75, 76, 103, 117, 123, 125, 126, 129, 131, 145, 147, 148, 151, 153, 167, 169, 177, 180, 187, 189
Verspannungen 9, 20
Verstauchungen 17, 29, 32, 111, 113, 114
Verstopfung 13, 14, 73, 75, 76
Vollbad 9, 26, 139

W

Wechseljahresbeschwerden 199, 201
Wickel 9, 105

Z

Zahnfleischentzündungen 117, 177, 179
Zaubernuss *(Hamamelis)* 204 ff.
Zerrungen 17, 19, 20, 29, 31

Bildnachweis

iStockphoto: 22, 24, 26, 40, 42, 44, 46, 48, 54, 56, 58, 60, 62, 64, 66, 68, 70, 72, 74, 76, 78, 80, 82, 84, 86, 88, 90, 92, 94, 96, 98, 100, 102, 104, 106, 108, 110, 112, 114, 122, 124, 126, 128, 130, 132, 134, 136, 138, 140, 142, 144, 146, 148, 156, 158, 160, 166, 168, 170, 172, 174, 176, 178, 180, 182, 184, 192, 194, 196, 198, 200, 202, 204, 206, 208, Umschlagrückseite (3);

mauritius images / Flowerphotos: 150, 152, 154;

Okapia: 186, 188, 190;

Panthermedia: 16, 18, 20, 34, 36, 38, 116, 118, 120;

Schulz, Irene für ZS: Vorsatz, 6, 7, 8 (1), 9 (2), 11, 14 (2), 15, 17, 20 (2), 21 (1), 23, 26 (2), 27, 29, 31, 32 (2), 33 (1), 35, 38 (2), 39, 41, 44 (2), 45 (1), 47, 49, 51, 53, 55, 58 (2), 59, 61, 64 (2), 65, 67, 70 (2), 71 (1), 73, 74 (1), 76 (2), 77, 79, 82 (2), 83 (1), 85, 88 (2), 89, 91, 94 (2), 95 (1), 97, 99, 101, 104 (2), 105 (2), 107, 108 (2), 109, 111, 114 (3), 115, 117, 120 (2), 121 (1), 123, 126 (2), 127 (1), 129, 132 (3), 133, 135, 138 (2), 139 (1), 141, 142 (2), 143, 145, 148 (2), 149, 151, 154 (2), 155 (1), 157, 160 (2), 161, 163, 165, 167, 170 (2), 171, 173, 175, 177, 178 (1), 180 (2), 181, 185, 187, 190 (2), 191 (1), 193, 196 (2), 197, 199, 202 (2), 203 (1), 205, 207, 208 (2), 209 (2), Nachsatz;

Shutterstock: Cover, 8 (4), 9 (2), 10, 12, 14, 18, 21, 28, 30, 32, 33, 42, 45, 50, 52, 56, 68, 71, 81, 82, 95, 105, 118, 121, 127, 139, 153, 155, 158, 159, 162, 164, 168, 191, 195, 200, 203, Umschlagrückseite (1);

W&B/Kirsch, André: 4

Impressum

HEILPFLANZEN
Ein Gesundheitsratgeber der Apotheken Umschau

ISBN 978-3-927216-55-6
PZN: 16672629

1. Auflage 2020
Wort & Bild Verlag
Konradshöhe GmbH & Co. KG
Konradshöhe 1, 82065 Baierbrunn
Handelsregister: Amtsgericht München
HRA 44980
USt-ID-Nr. DE 130750628

Geschäftsführer: Andreas Arntzen (Vorsitzender), Dr. Dennis Ballwieser
Chefredakteur: Dr. Hans Haltmeier
Autoren: Dr. Martin Allwang,
Dr. Martina Melzer

© 2020 Wort & Bild Verlag
Konradshöhe GmbH & Co. KG

Bildbearbeitung: Lisa Zwirlein
Produktion: Angelika Emmert
Text: In Zusammenarbeit mit Eva Dotterweich
Grafische Gestaltung: Irene Schulz
Satz: Büro 18, Friedberg (Bay.)

Druck: Optimal Media GmbH, Röbel/Müritz

MIX
Papier aus verantwortungsvollen Quellen
FSC® C108521

Kurze Wege schonen die Umwelt
Dieses Buch wurde in Deutschland gedruckt

Im Vertrieb der Edel Verlagsgruppe
Edel Germany GmbH, Neumühlen 17, 22763 Hamburg,
buchvertrieb@edel.com
Das Layout und die Inhalte dieses Buches wurden lizensiert von der ZS Verlag GmbH.
© 2020 ZS Verlag GmbH
Kaiserstraße 14 b, D-80801 München

Hinweis
Die Ratschläge in diesem Buch wurden sorgfältig von Autoren und Verlag erarbeitet und geprüft. Erkrankungen gehören in ärztliche Behandlung. Das Buch kann daher keinen ärztlichen Rat ersetzen.

Anzeige

Lesen Sie außerdem:

SO LECKER, SO GESUND!

Ausgewogene Ernährung und nachhaltiges Abnehmen – die Experten der ***Apotheken Umschau*** erklären, wie's geht.

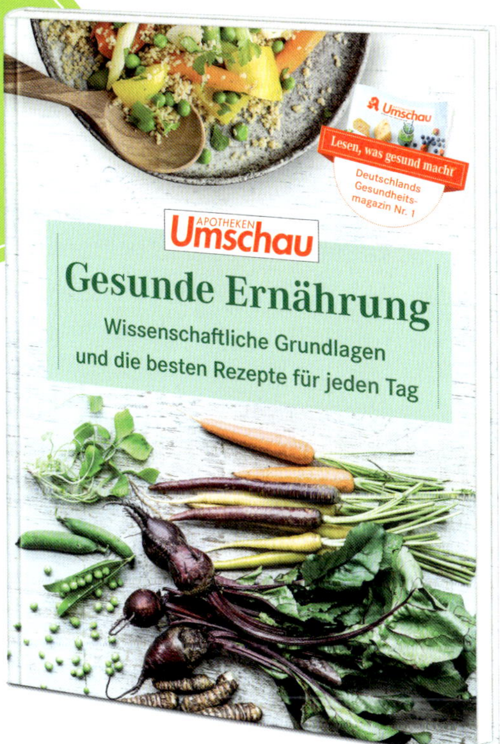

Gesunde Ernährung

Preis: 19,99 EUR (DE) | 20,60 EUR (AT)
PZN: 16228633
ISBN: 978-3-927216-52-5

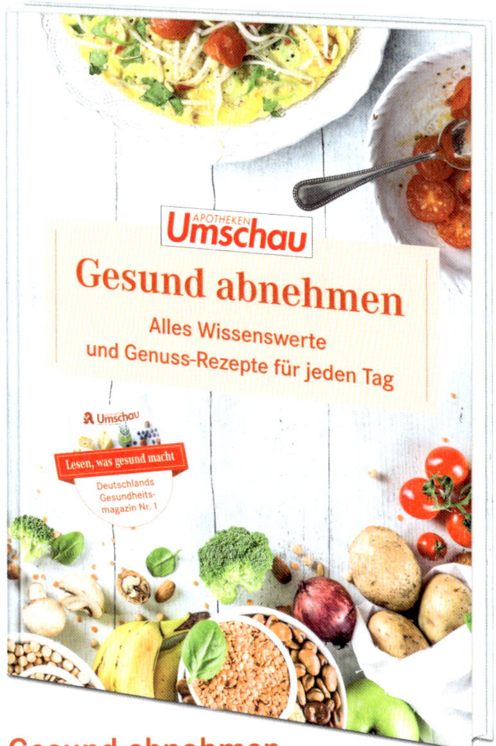

Gesund abnehmen

Preis: 19,99 EUR (DE) | 20,60 EUR (AT)
PZN: 16228656
ISBN: 978-3-927216-53-2

Tägliche Gesundheitsinformationen unter **www.apotheken-umschau.de.** oder im Apotheken Umschau **Newsletter. Jetzt kostenlos abonnieren!**

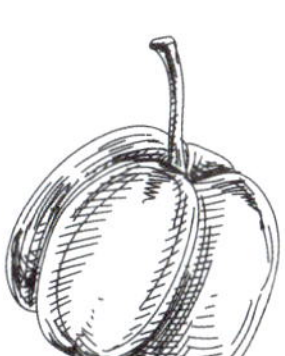

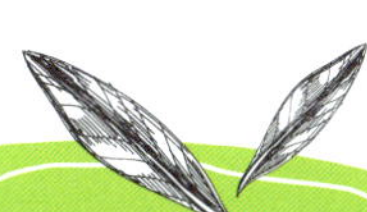

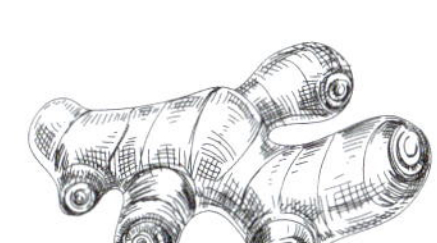

JETZT ERHÄLTLICH

in Ihrer Apotheke, im Buchhandel oder über unseren Partner Herold Fulfillment GmbH unter:
E-Mail: bestellungen@herold-va.de
Fax: 089/61 38 71-20

Anzeige

#WirktLokal

Kennen Sie die Leistungen Ihrer Apotheke vor Ort?

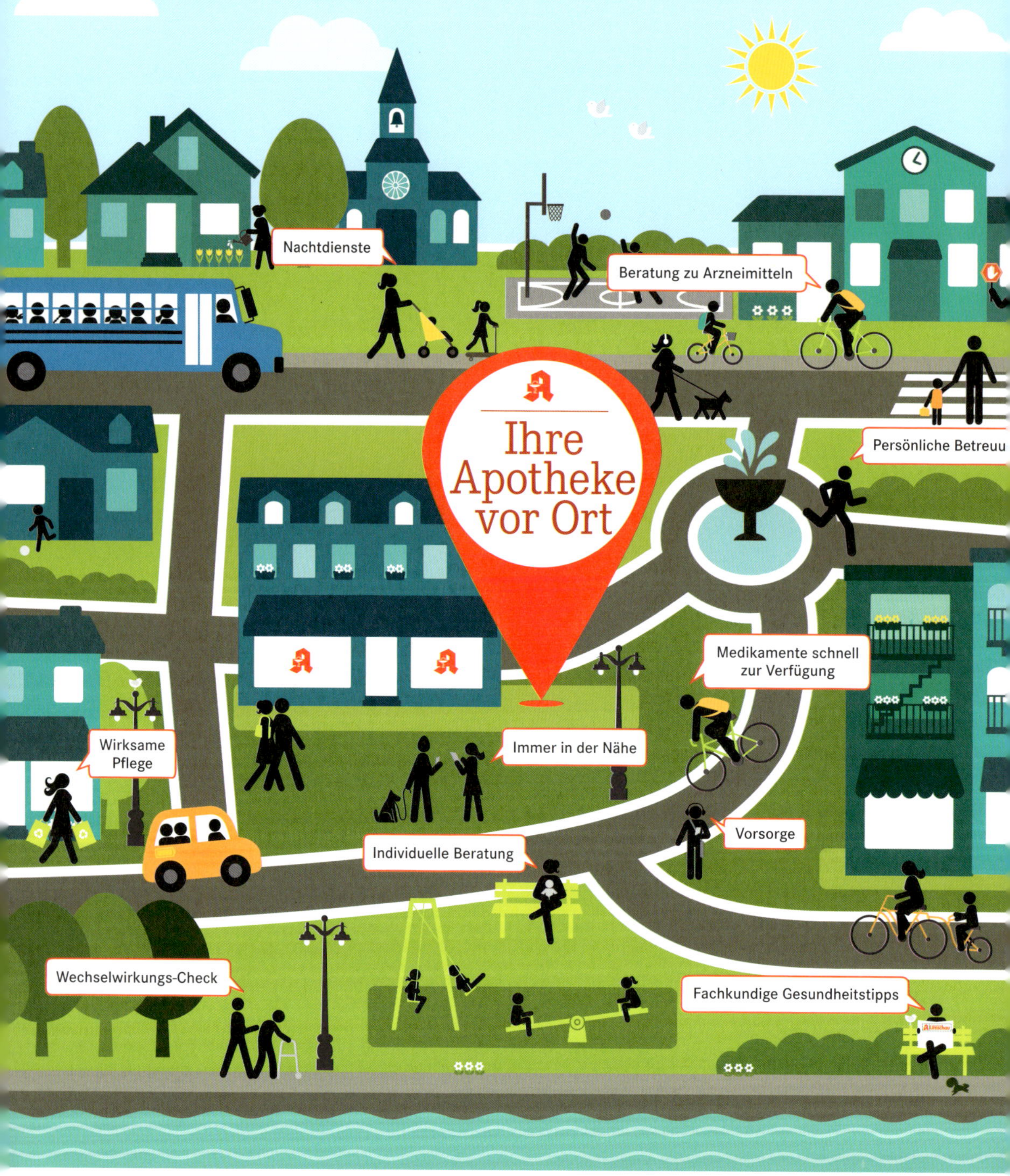

Apotheken Umschau · Baby und Familie · Senioren Ratgeber · Diabetes Ratgeber